AF588631

LETTRE
EN FORME
DE
DISSERTATION

POUR SERVIR DE RÉPONSE aux difficultez qui ont été faites contre le Livre des *Observations sur la Saignée du pied & sur la Purgation, au commencement de la petite Verole*, &c.

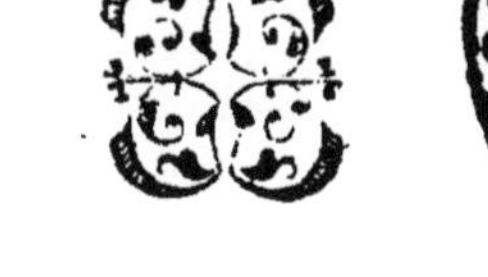

BIBLIOTHECÆ REGIÆ

A PARIS,
Chez GUILLAUME CAVELIER Fils, ruë S. Jacques, près la Fontaine S. Severin, au Lys d'Or.

M. DCC. XXV.
Avec Approbation & Privilege du Roy.

Approbation du Censeur Royal.

J'Ai lû, par ordre de Monseigneur le Garde des Sceaux, cette *Lettre* &c. dans laquelle je n'ai rien trouvé qui puisse en empêcher l'Impression. Fait à Paris, ce 6. Novembre, 1724. BURETTE.

PRIVILEGE DU ROY.

LOUIS, par la Grace de Dieu, Roi de France & de Navarre, à nos amez & feaux Conseillers, les Gens tenans nos Cours de Parlement, Maîtres des Requêtes Ordinaires de notre Hôtel, Grand Conseil, Prévôt de Paris, Baillifs, Senechaux, leurs Lieutenans Civils & autres nos justiciers qu'il appartiendra. SALUT. Notre bien aimé Guillaume Cavelier, fils, Libairç à Paris, nous ayant fait supplier de lui accorder nos Lettres de Permission pour l'impression des *Observations sur la Petite Verole, les Fievres malignes & les grandes maladies*, Nous avons permis & permettons par ces Presentes audit Cavelier, de faire imprimer ledit Livre en tels volumes, formes, marges, caracteres, conjointement ou séparément & autant de fois que bon lui semblera, & de le vendre, faire vendre & débiter par tout notre Royaume, pendant le temps de *trois* années consecutives, à compter du jour de la datte desdites Presentes; faisons deffenses à tous Libraires, Imprimeurs & autres personnes ds quelque qualité & condition qu'elles soient, d'en inrroduire d'impression étrangere dans aucun lieu de notre obéïssance; à la charge que ces Presentes seront enregistrées tout au long sur le Registre de la Communauté des Libraires & Imprimeurs de Paris, & ce dans trois mois de la datte d'icelles; que l'impression de ce Livre sera faite dans notre Royaume & non ailleurs, en bon papier

& en beaux caracteres, conformément aux Reglemens de la Librairie; & qu'avant que de l'exposer en vente, le Manuscrit ou Imprimé qui aura servi de copie à l'impression dudit Livre, sera remis dans le même état où l'Approbation y aura été donnée ès mains de notre très-cher & féal Chevalier Garde des Sceaux de France, le Sieur Fleuriau d'Armenonville, Commandeur de nos Ordres, & qu'il en sera ensuite remis deux exemplaires dans notre Bibliotheque publique, un dans celle de notre Château du Louvre, un dans celle de notre très-cher & féal Chevalier Garde des Sceaux de France, le Sieur Fleuriau d'Armenonville Commandeur de nos Ordres, le tout à peine de nullité des Presentes; du contenu desquelles Vous demandons & enjoignons de faire joüir l'Exposant ou ses ayans cause pleinement & paisiblement, sans souffrir qu'il leur soit fait aucun trouble ou empêchement. Voulons qu'à la copie desdites Presentes, qui sera imprimée tout au long au commencement ou à la fin dudit Livre, foi soit ajoûtée comme à l'Original. Commandons au premier notre Huissier ou Sergent, de faire pour l'execution d'icelles tous Actes requis & necessaires, sans demander autre permission, & nonobstant Clameur de Haro Charte Normande & Lettres à ce contraires. CAR tel est notre plaisir. Donné à Paris le dix-huitiéme jour du mois de Mai, l'an de grace mil sept cens vingt-quatre, & de notre Regne le neuviéme. Par le Roi en son Conseil. DE SAINT HILAIRE.

Registré sur le Livre V. de la Chambre Royale des Libraires & Imprimeurs de Paris. N. 841. Fol. 518. conformément aux anciens Reglemens, confirmez par celui du 18. Février 1723. A Paris le vingt-trois May mil sept cens vingt-quatre. BRUNET, *Syndic.*

LETTRE EN FORME DE DISSERTATION

POUR SERVIR DE RE'PONSE aux difficultez qui ont été faites contre le Livre des *Observations sur la Saignée du pied & sur la Purgation au commencement de la petite Verole*, &c.

ONSIEUR,

C'est une Réponse que vous m'inspirez pour prévenir ou dissiper les interprétations infideles ou malignes qu'on répand contre le Livre des *Observations sur la Saignée du pied & sur la Purgation dans la petite Verole.* Les égards que j'ai singulierement pour vos avis, Monsieur, & ceux que tout Auteur doit au Public, forcent donc mon inclination naturellement peu portée à ces sortes de réponse; parce qu'elles sont pour l'ordinaire plus propres à entretenir des querelles d'Auteur, ou des démêlez litteraires, qu'à les éclaircir ou à les terminer. La vie d'ailleurs si fort accourcie par le nombre des soins & par la multiplicité des devoirs qu'un Medecin a à remplir, ne devroit point ce semble être employée à ces sortes d'ouvrages satisfaisans souvent pour la passion ou le ressentiment des Particuliers, mais rarement utiles au bien public ou à l'avancement des Sciences. J'ai toujours cru qu'il suffisoit à un Auteur d'écrire de bonne foi ce qu'il croit pouvoir servir à la Societé; remettant au surplus à l'équité du Public d'excuser des fautes qui seroient échapées à l'exactitude qu'il mérite. Redevable cependant, comme je le suis plus que qui que ce soit à tout le monde, ou plus responsable de mes sentimens, & de mes dispositions pour le bien d'une profession aussi universellement interessante que la Medecine, il me convient plus qu'à personne de déclarer au Public, que j'ai voulu le servir sans vouloir blesser qui que ce soit Je suis donc occupé à la verité des dangers que court la santé dans une pratique de Medecine qui est étrange, parce qu'elle est nouvelle, & qui deviendroit dangereuse dès qu'on en feroit une methode generale; mais je n'ai jamais pensé à faire retomber les malheurs qui en arriveroient, sur aucuns Medecins qu'il plairoit à la malignité ou à l'envie d'y interesser. Je ne pouvois même croire qu'aucun de ceux qui sont en place ou en reputation, pussent s'apercevoir dans des peintures qui les representeroient si mal. Je n'en veux en effet qu'à la temerité, à la présomption & à l'imperitie de ceux qui s'autoriseroient de grands noms dont ils abusent, pour justifier leurs propres fautes, ou disculper leurs dangereuses entreprises, en mettant à tous les jours des remedes singuliers, parce qu'ils confondent ce que permettent des *Occasions* qui sont rares, avec ce que reglent les *indications* qui sont generales.

II. Vous trouvez dites-vous, Monsieur, des esprits blessés du mot de *Decadence* qui qui entre dans le titre du Livre des *Observations*, &c. parce que cette expression leur paroît deshonnorante à la Medecine, & qu'il ne convient point d'afficher ainsi les défauts d'une profession qu'on ne sçauroit trop honorer aux yeux du Public; c'est, ajoûte-t'on, la décrier dans les carefours, ou aux coins des ruës.

Ce reproche, Monsieur, seroit raisonnable si l'accusation étoit fondée, car l'inconvenient ne seroit point de mettre sous les yeux du Public les dangers d'une Medecine singuliere, mais plûtôt qu'il fût une sorte de Medecins qui missent en danger la vie des hommes, sans que les hommes fussent avertis de la singularité de leur perilleuse méthode de traiter leurs maux. Or tels sont ceux qui inconsiderément se font une méthode generale de la Saignée du pied, laquelle cependant n'est encore appuyée ni sur la tradition des siecles passez, ni sur une suite d'observations autorisées dans celui-ci par des Praticiens qui se seroient succedez en Medecine, qui par conséquent auroient eu le temps de rëiterer, & de confirmer leurs heureux succez, sinon pendant des siecles, ou moins pendant quelques lustres d'années. Au surplus fit-on jamais un crime à l'Auteur qui representa dans son temps au Public, la Medecine en deüil ou la Medecine en larmes (a) *Medicina lugens*) à cause de ses malheurs ou de ses disgraces? (b) Un autre la dépeint gemissante (c) *Planctus Medicinæ*). Un autre Auteur de ces derniers temps a-t'il été blâmé, pour avoir fait voir au Public la Medecine avilie ou méprisée *Medicina contempta*) à cause des mauvaises manieres qu'il reprend en differens Medecins qu'il décrit? Un autre encore depuis lui

a Minderérus. Planctus Medicinæ lugentis.

b Odwyer. Planctus Medicinæ modernæ. &c.

c Goris Medicina contempta.

montre dans une dissertation faite exprès, qu'elle est estropiée ou mutilée *de Mutilo Medicinæ corpore* (a) Un Sage Praticien d'Allemagne propose les moïens de la tirer de l'avilissement où il la trouve. Enfin Hippocrate lui-même tant jaloux de l'honneur & des interêts de la Medecine dont il fut le tuteur & le (b) Pere, a-t-il été blâmé pour avoir écrit qu'elle devenoit la plus avilie des professions, (*nobilissima Artium Medicina omnibus Artibus longè inferior habetur* (c) parce qu'il la voyoit déja en d'indignes mains, criminelles mêmes dans la pensée de ce Sage Legislateur ; qui pour cela souhaitoit des Loix vangeresses de la temerité ou de l'imperitie de ces mauvais ouvriers, *cujus erroris ista potissimum causa mihi videtur quod soli Arti Medicæ nulla in urbibus præterquam ignominiæ præfinita pœna est*, &c. (d) Après ces exemples, Monsieur, sera-t-il étrange ou repréhensible d'avancer qu'une Medecine qui se met au-dessus des loix & des regles, dégenere de celle de nos Peres, & une pareille dégradation sera-elle rien moins qu'une *décadence*?

a Goelick. Specimen. De mutilo Medicinæ corpore resarciendo.

b Fridericus Hofmannus. De prudenti virium medicamenti exploratione.

c Hippoc. lex.

d Ibidem

III. Mais d'ailleurs la plaisante délicatesse! dont ne s'est avisée ni la religion la plus austere, ni la pieté la plus scrupuleuse ou la plus tendre. Car des hommes Apostoliques défenseurs de la plus pure foi ont-ils craint de se plaindre, quand ils l'ont vûë s'alterer ou ſe corrompre dans de pernicieux dogmes de ſectaires ou d'hérétiques ? Les Prédicateurs les plus exacts & les plus meſurez dans leur zele font-ils difficulté de crier à l'erreur, au relâchement, & d'avertir le monde chrétien du dépériſſement de la foi, ou de la décadence de la morale dans la conduite perverſe de ceux qui s'éloignent des Saintes regles de la religion ? Car ce n'eſt auſſi qu'au dépériſſement ou la décadence des Loix de la Medecine dans les mains de ceux qui s'accoutumeroient à les mépriſer, qu'on en veut dans le Livre des *Obſervations*. Il ne faut donc point ici prendre ſoi-même le change, ni le donner aux autres, Car l'Auteur de cet Ouvrage ſeroit reprehenſible, s'il répandoit dans le Public que les principes de la Medecine ſont incertains, que ces loix ſont fauſſes, ſes regles fautives ; parce qu'en effet ce ſeroit favoriſer le fanatiſme de ces eſprits alienez, de ces libertins ou indépendans de profeſſion qui ſe mettant audeſſus de toute créance, ne ſe prêtent à rien, ſans admettre d'autre verité que celle de l'incredulité ou de l'incertitude ; au lieu que ce que cet Auteur reprend ici, ce ne ſont que des échapées d'eſprits trop hardis ou trop entreprenans, & cependant trop peu exercez encore dans un Art, où il faut autant de maturité, que de lumiere, pour y devenir d'habils ouvriers, ou s'y rendre de ſurs Praticiens. Ce ſont donc des dogmes *eterodoxes* qu'on veut prévenir ou proſcrire pour ne point laiſſer ſemer dans le champ de la pure & ſaine Medecine, l'Ivraye mortelle des pratiques nouvelles ou des cures hazardées, qui ne pourroient s'accrediter qu'aux dépens des regles que nous tenons de la ſageſſe de nos Peres & de nos Maîtres. En cela, Monſieur, conſiſte la *décadence* de la Medecine que l'on décrit dans le Livre des Obſervations: C'eſt-là contre que l'on entreprend de précautionner la bonne Medecine, & de garder les malades.

IV. Ce ſoin ou cette entrepriſe ſera-t-elle hors de la competence d'un Medecin qui a l'honneur d'appartenir par plus d'un endroit à une faculté née tutrice de ces Regles, ſur leſquelles elle a dreſſé ſes loix, établi ſes dogmes, formé ſa diſcipline? Car cette ſituation eſt celle de l'Auteur des *Obſervations*, lequel ayant l'honneur d'être Docteur de la Faculté de Medecine de Paris, ſe trouve ſinguliérement en droit & en obligation ſinguliere d'en deffendre la doctrine, parce qu'elle periclite d'autant plus dans ces nouvelles manieres de traiter les maladies, qu'on voudroit preſque les faire adopter à cette ſçavante Compagnie, en les donnant dans le monde ſous les noms de ſes Maîtres. En faut-il davantage pour réveiller la probité d'un Medecin de Paris, & pour l'armer contre cette double injustice ? Car autant que des Medecins instruits dans la sagesse de cette Ecole, sont capables de cures rares & de succez distinguez ; autant sont ils peu capables de laisser emprunter leurs noms par des Sectaires de conduites si temeraires en pratique, ou d'une méthode si inoüie. Si après cela la jeunesse s'empresse cependant, & s'efforce indiscretement d'imiter ces Sectaires ou d'en faire ses guides, personne ne devient responsable ni de l'abus qui se commettra, ni des malheurs qui en reviendront aux malades & à la Medecine. Or ce sont ces mépris volontaires & affectez que l'on veut relever dans le Livre des *Observations.* L'on y désavouë donc l'authenticité prétenduë d'une nouvelle & generale pratique en Medecine, dont se parent de jeunes esprits, séduits par de fausses lueurs des succez mal entendus & encore plus mal imitez, parce qu'ils mettent sur le compte des Maîtres qu'ils citent & qu'ils veulent suivre, les malheurs qui ne sont dûs qu'à leur petulance ou à leur présomption.

V. Mais pourquoi, vous demande-t'on, Monsieur, avoir écrit cet Ouvrage en François ? N'est-ce point confondre parmi le peuple une Science que l'on tient si fort au-dessus de sa portée ou de son intelligence, & sur laquelle il est dangereux de lui donner quelques lueurs de connoissance, parce qu'elles servent à intimider la confiance des Peuples en ceux qu'ils devroient prendre pour Maîtres dans la conduite de leur santé ? Pourquoi, vous répete-t'on encore, n'avoir point davantage mesuré les termes ? Etoit-il impossible d'épargner à l'honneur de la Medecine ce déplaisant mot de *décadence* pour lequel on va à affoiblir dans l'esprit du monde la créance en Medecine ? Ne pouvoit on pas donc inspirer les mêmes choses avec des termes plus sagement menagez ?

Toutes ces réflexions, Monsieur, sont sensées certainement, mais elles ont dû ceder à une necessité presente. Cette cause est celle du Public, à qui par consequent il ne convenoit point de parler une langue qui ne fut point la sienne. C'est un danger qui interesse tout le monde, qu'il faloit par consequent reprimer en termes intelligibles, précis, & qui pussent promptement rapeller l'attention d'un chacun ; & tel a paru le terme de *décadence*, lequel frapant les esprits, saisit leur application, & les met sur le champ en garde contre l'abus dont on veut les préserver. L'on est cependant très-persuadé de la préference qui est dûë à la langue Latine quand on écrit sur la Medecine. Car outre l'exemple que nous ont laissé là-dessus les meilleurs Ecrivains, cette langue étant devenuë celle de toutes les nations, elle met tous les Auteurs de l'Univers à portée de s'entre-communiquer leurs réflexions, & par consequent de s'instruire reciproquement les uns par les autres : Mais il est des cas d'exceptions dans lesquels il ne messioit point à la Medecine de se rendre populaire; & celui dont il s'agit dans le Livre des *Observations* est de ce genre, parce qu'il est étoit àpropos de précautionner tout un Public. Enfin quoi qu'on souhaiteroit fort que l'on n'écrivît qu'en Latin sur la Medecine; cependant on ne laisse point de remarquer qu'*Hippocrate* lui-même, *Galien*, *Aretée*, & tant d'autres *Grecs* ; qu'*Avicene*, *Rhases*, & les autres *Arabes* ; que *Celse* (*l'Hippocrate* latin) *Cœlius Aurelianus* &c. ont tous écrit utilement & dignement sur la Medecine, quoique chacun l'ait fait dans la langue de son Païs. Mais comme l'on observe en même temps que les mauvais Medecins (peut-être les *Charlatans*) sont nez aussi tôt que la bonne Medecine, l'on conjecture que la facilité de ces premiers Medecins à écrire en leur langue tout ce qu'ils aprenoient, a pû contribuer à introduire dans le monde cette dangereuse engeance. Une raison à la verité, excusoit alors cette coûtume ; C'est qu'en ces premiers temps il devenoit necessaire à la Medecine de se mêler parmi le Peuple, parce que c'étoit avec lui qu'elle se formoit en recevant d'un chacun des remedes, des cures, & des obſervations que l'on expoſoit dans les Temples, dans les Places publiques, enfin aux yeux de tout le monde. Pour tout cela donc la Medecine a pu ſe traiter alors en langue vulgaire ; mais aujourd'hui que ce temps n'eſt plus, & que l'étude de la Medecine eſt toute dévoluë aux Ecoles & aux ſçavantes Facultez qui la cultivent ou l'acccroiſſent, la langue Latine luy vient en propre. C'eſt-pourquoi nous nous garderions bien de lui manquer en ce devoir, en écrivant davantage en Francois ſur les queſtions préſentes, ſi ſortans d'entre les mains des Particuliers, elles venoient à être portées pardevant quelques-unes de ces reſpectables Compagnies, ou ſi ces queſtions venoient à attirer leur attention ; & en ce cas voici le Plan d'un ouvrage là-deſſus, que j'ai l'honneur de vous communiquer dans le titre.

Medicinæ Pariſienſis vindiciæ, ubi expoſitâ Medicorum Scholæ Pariſienſis antiquâ virtute, diſciplinâ, doctrinâ, degenerum ab illorum dogmatis exleges & novi Medendi ritus, antipraxis, aut eterodoxia notantur.

In hisque Artis ſapientiæ cadentis arguuntur Indicia.

VI. Le corps de l'ouvrage eſt auſſi contredit, & à en juger par le nombre de *cornes* (comme ils les appellent) ou de feüillets repliez en coins, que l'on vous a montré, Monſieur dans l'exemplaire du Livre des

Observations, trente feüillets pour le moins, portent ces marques *d'Anathême*, ou ces signes de reprobation de la part de ceux qui s'y croïent blessez ou contredits. Vous avez entendu appeller d'abord en garantie l'Auteur de l'Ouvrage, sur ce qu'il dit de la disposition naturelle des Espagnols, à porter facilement & sans danger, quoique sans précaution, la Saignée du pied; mais ne fût-ce que comme une verité de voyageur peu exacte ou exagerée, du moins devient-elle le fond ou l'occasion d'une explication mécanique & veritable, qui est donnée à ce sujet, par où l'on fait comprendre les raisons pourquoi la Saignée du pied peut devenir plus ou moins sûre ou dangereuse en France, ou plus ou moins exposée à inconvenient. Là-dessus on explique ces differentes qualitez du sang suivant lesquelles les humeurs ont des directions ou des pentes naturelles, pour se deffendre & se maintenir dans leurs situations, contre la détermination de la Saignée du pied. On examine encore à ce sujet les effets des nourritures des nations differentes, les temperaments propres qui en résultent, la fluidité, l'epaississement, & les impetuositez que le sang acquiert ou contracte dans ces varietez; & dans toutes ces differentes conjectures, l'on fait appercevoir les succès ou les malheurs de la Saignée du pied. Après tout cependant si l'on veut que cette Saignée soit aussi infortunée en Espagne, & par-tout ailleurs, qu'en France, c'est à dire qu'elle ait par tout Païs les mêmes dangers, seroit-ce un bon présage pour elle? Et ses Partisans ne perdroient-ils rien eux-mêmes dans la perte qu'ils feroient faire à l'Auteur des *Observations* d'une preuve, qu'il vouloit bien leur passer, en consideration de leur favorite la Saignée du pied? En verité, Monsieur, une cause devient bien dénuée, bien caduque, & bien appauvrie, quand pour la défendre on lui ôte le peu d'appuy qu'on vouloit bien souffrir!

VII. La plus part des *cornes* ci-dessus, ou de ces mauvaises notes, qu'on vous a fait voir sur les coins de tant de feüillets, sont principalement faites, comme on vous l'a fait remarquer, Monsieur, contre les *Etiologies Mécaniques* dont ce Livre est rempli: mais comme vous, Monsieur, je m'étonne de ce que ces Messieurs les Censeurs, se montrent désoccupez de raisons essentielles qu'on leur demande, sur lesquelles on les sollicite & on les presse, & sur lesquelles cependant il ne paroît dans toute leur mauvaise humeur contre cet Ouvrage, qu'ils ayent bien des choses à dire pour leur justification. Un silence cependant gardé sur une matiere capitale devient un aveu de l'impuissance où l'on est d'y répondre; &

en pareil cas vetiller ſur des *Etiologies* que l'on eſſaye de décrediter, c'eſt vouloir faire prendre le change aux autres en ſe retirant ſoi-même d'embarras à la faveur de raiſons habilement imaginées. Cela à la verité eſt payer deſprit, mais non pas répondre. En effet vous ne leur entendez rien dire de ſatisfaiſant pour répondre à ce qu'on leur demande ſur l'ancienneté de leur Saignée du pied ; ſur ſon Epoque & ſon Origine ; rien ſur les preuves qu'ils lui trouveroient dans l'Ordonnance de *l'Oeconomie animale* ; Rien ſur l'autorité qu'elle auroit dans les écrits des Praticiens, tandis, pardonnez-moi, Monſieur, cette expreſſion triviale, qu'ils *font blanc de leurs épées*, quand il ne s'agit que d'écrire en *Phyſique*, en *Chymie*, en *Anatomie*, & en diſcours d'eſprit. Ce n'eſt point qu'on ne veüille bien les ſuivre juſques dans ces retranchements ; mais ils s'y deffendront certainement auſſi mal, s'ils entrent comme ils le doivent dans l'eſprit de l'Auteur de ces explications mécaniques. Car la force & la juſteſſe des raiſonnements qu'il employe dépendent de ce principe ; Sçavoir que les changemens de *Directions* de pentes, de *Déterminations*, que les *Conſidences*, les *Affaiſſemens*, & les *Interceptions*, ou les *Congeſtions* qui arrivent par ces Saignées du pied prématurées, ne ſe font que par les *Modifications* qu'elles attirent aux *ſoli-*

des, dont la *vertu systaltique* plus ou moins déprimée, affoiblie, ou augmentée, opere tous ces accidents. Si donc ces Messieurs préoccupez toujours en faveur des *Fluides*, mettent en eux la puissance Maîtresse qui produit ces changements, l'Auteur du Livre des *Observations* comprend combien ses raisonnemens mécaniques seront par eux ou mal entendus ou mal interprêtez.

VIII. Qu'ils veüillent donc bien se prêter aux principes de cet Auteur; qu'ils les suivent comme lui dans l'ordre & dans les dispositions de l'œconomie animale; qu'ils y apperçoivent avec lui une vertu de *Pression*, ou une puissance de ressort née avec les vaisseaux, par tout où ils s'en trouve, & ou ne s'en trouve t'il point? Qu'ils conçoivent que cette vertu est dans les fibres qui composent les tuniques de ces vaisseaux; que les capacitez & les diamétres de ces vaisseaux sont formez, mesurez, moulez par cette force plus ou moins pressante; qu'en cela enfin consiste le *Ton* des Parties, c'est-à-dire la force *Intrinseque* ou *Substancielle* qui les conserve, les affermit, & les tient en force, pour mouvoir, pousser & chasser suivant leurs directions & leurs pentes, les *Fluides* qu'ils contiennent, & qu'ils transmettent au long & au large. Par ces notions prises dans la nature, on se trouve convaincu que les *Fluides* n'ont de mouvement, de force, & d'impetuosité, ou de *Détermination*, que ce que leur en communique ou leur en imprime cette vertu de pression ou de ressort, c'est à-dire la puissance *systaltique* qui animant les *solides* les rend Auteurs ou Promoteurs de tous les changemens & de tous les déplacemens, qui arrivent aux *Fluides*. Or dans cette disposition, qui n'apperçoit les changemens qui doivent se faire par les Saignées du pied brusquées ou promtement multipliées dans un corps plein, & dans le premier debat d'une maladie comme la petite Verole où tout est en *Congestions*? Parce que dans ces circonstances les *Fluides* interceptez ou ralentis en mil endroits des capillaires, sont prêts de s'y arrêter & de s'y fixer. Dans cet état l'on vuide promptement les grands vaisseaux dans les endroits les plus éloignez du cœur qui est la pompe Maîtresse; que penser donc qui arrivera dans ces distances lointaines de vaisseaux qui se trouvent promtement & abondamment vuidez? Certes, une compression subite ou un soudain raprochement des parois de ces vaisseaux, lesquels n'étant plus soutenus par le sang trop amplement vuidé, qui faisoit leur point d'appuy, s'abbaissent, se ramenent, se resserrent, & par ce moïen diminuent les diamétres. Mais ainsi raprochez, affaissez & réfléchis sur eux mêmes, ils se ferment au courant des *Fluides*, & ceux

ceux-cy ralentis par le resserrement des membranes, font des *Congestions*, des embarras, & des interceptions dans les capillaires, tandis que les grands vaisseaux tombent en *Considence* & dans l'affaissement. Dans cette peinture, qui ne seroit que l'ébauche ou le premier crayon d'une ample dissertation, ces Messieurs, habiles autant qu'ils sont en mécanique, sentiront ou appercevront tant de raisons & de causes de *Considences*, d'affaissemens & d'engagemens, qui doivent naturellement suivre l'usage des Saignées du pied abondantes & précipitées.

IX. Pour ces seules raisons, la crainte des *Considences* paroîtroit bien établie ou même suffisamment prouvée, quoi qu'en puissent penser les Partisans de la Saignée du pied. En voici cependant d'autres encore aussi naturelles, qui d'ailleurs n'ont rien de plus exageré; puisque comme les premieres elles sont prises dans le fond de la nature, ou fondées sur des faits avoüés. La Saignée du pied vuide beaucoup de *Lymphe*, comme il est manifeste par l'abondance des flocons filamenteux qui couvrent ou remplissent l'eau dans laquelle on fait cette Saignée. De-là il s'ensuit qu'étant abondante & rëiterée près-à-près, sur tout dans un corps replet, elle doit évacuer une quantité énorme de cette Lymphe qui est la partie blanche du ſang. Or plus il s'en perdra en cette maniere, moins il en ſera reporté au cœur, & le cœur enrenvoira moins au cerveau. Ainſi la file des *Sucs lymphatiques* qui doit ſe continuer des parties inferieures vers le cerveau, doit infiniment, & promtement perdre de ſon volume, ou de la quantité dont elle a beſoin pour entretenir ſa marche, & ſoûtenir ſon élevation vers la *Subſtance corticale*; Car c'eſt là qu'eſt pour ainſi dire le rendez-vous, c'eſt-à-dire, l'endroit convenu de la nature, où cette *Lymphe* doit ſe filtrer à travers des *extrémitez pulpeuſes* des arteres *corticales*, comme par autant de filieres pour devenir *Suc nerveux* ou Lymphe *nervale*. Mais ce Suc ainſi amoindri, réduit qu'il eſt à un petit volume, & diminué infiniment de quantité, ne ſe trouve plus ni en proportion ni en force pour entretenir dans les nerfs la circulation de leur Lymphe, fine au point qu'elle eſt nommée *Eſprits*. De-là doit s'enſuivre une langueur, un apeſantiſſement, un affaiſſement enfin de tout le *Genre nerveux*; & en même temps la vertu de preſſion, où la force *ſyſtaltique* doit déchoir dans les vaiſſeaux ſanguins. Fut il une raiſon de *Conſidence* plus *mécanique*, moins équivoque & plus efficace? puiſque tout à la fois il doit ſe faire un double affaiſſement; ſçavoir une depreſſion dans le *Genre nerveux*, où la Lymphe a perdu de ſa force & de ſon volume, & encore dans les arteres ſanguines où le ſang intercepté ou retardé par la nonchalance ou l'affoibliſſement de leur vertu *ſyſtaltique*, eſt rendu moins propre à rouler dans les parties, qu'à s'y arrêter, s'y ralentir & y faire des *Congeſtions.*

X. Avec tant de raiſons ou de cauſes de *Conſidences* priſes dans le vrai de l'œconomie animale, les deffenſeurs de la Saignée du pied pourront-ils accuſer de petiteſſe ou de legereté la crainte qu'en donne cette ſorte de Remede, que l'on voit ſans précautions, ſans reſerve ou indifferemment entre les mains de toute la jeuneſſe en Medecine, & au pouvoir de tous les avanturiers en pratique ? Cette crainte devient même d'autant plus grave & mieux fondée que les malheurs arrivez dans la petite Verole que l'on a ainſi generalement traitée dans Paris & dans les Provinces, montrent la juſteſſe & la verité des réflexions que l'on vient d'y oppoſer; car ce ſont des embarras de tête, des rêveries, des mouvemens convulſifs, des morts ſubites & inattenduës, qui ont ſurpris les Medecins & encore plus les malades. Veut-on des preuves mieux marquées, & plus préciſes de l'état de ſouffrance où l'on met par cette méthode mal entenduë le genre nerveux, lequel ayant ainſi été hors de *Ton*, eſt tombé dans une ſorte de flétriſſure ou *d'Atonie* dans le tiſſu de ſes fibres, d'où a ſuivi une langueur dans la circulation de ſon Suc, & une lenteur mortelle dans celle de toute la maſſe du ſang ; c'eſt à-dire un double affoibliſſement dans les cauſes eſſentielles de la vie, d'où ſont arrivées ces triſtes cataſtrophes de morts. En pareille conjoncture déſaprouvez-vous, Monſieur, que l'on eſſaye de rapeller la Medecine ainſi égarée, à ſes anciennes regles, avec leſquelles nos Peres nous ont tranſmis une pratique exemte à tout le moins de ces honteux malheurs, qui affligent les Medecins, & qui deshonoreroient la Medecine elle-même, ſi elle n'avoit de plus ſûres loix & de meilleures manieres à ſubſtituer à ces malheureuſes méthodes?

XI. Mais ſeroit-ce, nous dit-on, que votre Medecine ſeroit au-deſſus de l'incertitude ou de la foibleſſe humaine ? A quel titre donc & par quel moyen auroit-elle acquis le Privilege de l'infaillibilité ? Les Medecins que vous appellez vos Peres (quoiqu'en effet très-reſpectables) furent-ils exempts ſinon de mépriſes, au moins d'infortunes chez les malades? Ne leur en reprochât-on jamais la mort, quand cette cruelle les arrachoit à leurs ſoins, ou les déroboit au plus ſages prévoyances de leur Art? Pourquoi donc nous faire des crimes de nos malheurs? Ne furent-ils point touours les apanages d'une Science incertaine aux yeux du Peuple ignorant ou prévenu, parce qu'elle est conjecturale de sa nature, & par-là exposée aux malignes interprétations des hommes ennemis ou calomniateurs de la Medecine ? D'ailleurs votre méthode de guérir, comme vous l'appellez, que vous élevez si haut au-dessus de la nôtre, à titre sur tout d'ancienneté, n'a t'elle point aussi des pratiques nouvelles ? Car d'où lui vient cet usage des *Narcotiques*, des *Calmants*, des *Acides*, que l'on vous voit si ordinairement mettre en œuvre dans le traitement des petites Veroles? Vos Peres étoient-ils dans ce goût ? Suivoient-ils une telle pratique ? Pouviez-vous là-dessus nous produire quelques monumens de leur part, quelques témoignages, quelques autoritez ?

L'Argument vous paroît vif, Monsieur, aussi est-il. Ce n'est pourtant qu'en appraren-ce & dans les termes, car dans le fond il porte à faux? Qui ne sçait en effet qu'une Science conjecturale n'est point infaillible. *Medicina est Ars conjecturalis, neque respondet ei plerumque non solum conjectura*, &c. (a) Ainsi quelque attention, quelque étude, quelque précaution que prenne un Medecin, il ne peut empêcher les malades de mourir, ni éviter alors la calomnie d'un Peuple en courroux, & qui s'en prend volontiers aux Medecins de ce qu'il ne devient point im-

a Cels. præf. lib. 1. p. 13.

mortel dans dans leurs mains. *In Arte Medica quæ rectè fiunt, plerumque hominum vulgus non admodum laudat... si in aliquo repugnans natura eum qui curatur interemerit.... Medicos incusat.* (a) Que de tout temps donc l'on ait blâmé les Praticiens les plus sages, l'injustice des hommes en a été la cause, puisque (b) *Hippocrate* lui même, nommé *l'Infaillible* après sa mort (*fallere & falli nescius*) n'a point été flatté de ce vain titre durant sa vie, pendant laquelle il a, dit-il, reçû plus (c) de reproche que d'honneur. *Et sanè plus reprehensionis quàm honoris ex Arte consecutus mihi videor.* L'on meurt donc il est vrai entre les mains de tous Medecins; mais c'est toujours à la décharge de la profession, quand le Public sent, & que le Medecin sçait que les regles de l'Art ont été suivies. C'est ainsi que nos Peres se mettoient au large sur les rumeurs populaires, & ces rumeurs tomboient d'elles mêmes; persuadez que l'on étoit, qu'ils n'étoient point sortis de leurs loix, ni de leur discipline. Il n'en est point de même quand les malades se voyent sous de nouvelles loix, & quand on les voit mourir après des remedes inconnus, & par des manieres étrangeres, & cependant generalement pratiquées; car alors s'éleve un cri public qui est une reclamation contre la conduite de ces Praticiens extraordinaires, & cette reclamation se fait entendre.

a Hip. Epist. ad Democritum.

b Macrob. Somn. Scipion l. 1. p. 54.

c Hipoc. Epist. ad Democritum.

Pour ce qui est des *Narcotiques*, si les Praticiens des derniers siecles ne les ont point nommez ; s'ils les ont même moins employez, & tous ces remedes qu'on nous oppose avec tant d'*emphase*, du moins nous ont-ils laissé une méthode qui est en effet dans ce goût, dont les les *Loix*, les *Indications* & les vûës sont les mêmes que celle de tous ces Remedes qui étonnent les Partisans de la Saignée du pied, tandis qu'ils le sont si peu des *Purgatifs*, des *Stimulans*, des *Fondans* & de pareilles drogues agaçantes, tumultueuses & turbulentes. Un même esprit donc guide notre Medecine & celle de nos Peres; c'est de suivre les vûës de la nature, en rabatant la fougue des humeurs, & en moderant l'impetuosité des maladies, afin de lui donner le temps de se reconnoître, de redresser ses pas, de retrouver sa marche, d'enfiler ses routes, & de parvenir à ses fins. Pour tout cela ils ne donnoient pas de *Cordiaux* dans la petite Verole, & ils saignoient certainement plus qu'on ne fait avec les *Narcotiques*. De sorte que Messieurs de la nouvelle Pratique prendroient peut-être inclination pour les *Narcotiques*, s'ils venoient à croire, comme il est vrai, qu'on saigne moins dans leur Compagnie; tant il est vrai que les *Narcotiques* & la Saignée entrent dans les mêmes vûës, qu'ils forment un même esprit ou un même goût de pratique, & vont presque l'un pour l'autre. Mais encore, le croiroit-on, Monsieur; l'antiquité autorise aussi ou justifie la maniere de traiter la petire Verole par les *Calmants*; elle lui donne même du relief, parce qu'ils furent autrefois ordinaires en pareilles maladies dans la pratique des plus celebres Medecins *Arabes*, lesquels d'ailleurs ne purgeoient point dans ces cas. *Rhases* en particulier, le Praticien par excellence, & le plus consommé de son temps, traitoit la petite Verole par les *Calmants*; les *Portugais* (a) en 1564. la traitoient avec les rafraichissants; & si d'autres sçavants Medecins ont depuis omis les noms de ces remedes, ils en ont conservé l'esprit & l'ont transmis jusqu'à nous, puisque d'autres Praticiens (b) de reputation, ont dans ces derniers temps heureusement ramené les noms & l'usage des *Narcotiques*; & ces *Narcotiques* ont fait la gloire de leurs Ecrits, & de leurs personnes, en même temps que le bonheur de leur pratique.

a Vid. Garciæ Lopii Lusitani. Med. comment. p. 16.

b Sydenham. Morton.

XII. Mais ce que vous disent ces Messieurs pour décrier l'usage des *Narcotiques* dans la petite Verole, me paroît comme à vous, Monsieur, fort extraordinaire dans un siecle aussi éclairé que le notre. Quoy disent-ils, dans une maladie où il faut dégager le sang d'une matiere dont il a à se défaire, & où il faut pousser au-dehors des Sucs étrangers

étrangers & incongrus, donner des Remedes comme les *Narcotiques* qui *fixent*, qui arrêtent, & qui *concentrent*? Rien est-il si capable de faire rentrer la petite Verole ou d'en empêcher l'irruption ou la sortie?

Mais ce ne seroit pas peut-être, Monsieur, que ces Messieurs en fussent encore à croire, que les *Narcotiques* sont *froids & concentrans*? Car sans ce préjugé on ne peut guéres imaginer ces sortes de mauvais effets de la part des *Narcotiques*. Cependant l'on s'est si pleinement persuadé que *l'Opium* lui-même est un des *Mixtes* du monde le plus abondant en *Volatil*, (a) qu'il ne reste qu'à conclure qu'il y auroit plus à craindre de l'activité de ce Remede, que de sa prétenduë qualité de *Fixe*, ou de *Concentrant*. Aussi lui donne-t'on place parmi les *Cordiaux*, (b) parmi les *Diaphoretiques*, (c) & parmi les *Sudorifiques* mêmes, puisque sans lui les drogues les plus volatiles, les plus ardentes, ou les plus chaudes ne font point suer toutes seules, ou le font d'une maniere très-incertaine, & avec de grands troubles. Je voudrois d'ailleurs que ces Messieurs fissent réflexion qu'il n'est guéres de *Compositions*, ou d'*Antidotes* celebres parmi les *Cordiaux* les plus déclarez ou les plus *Authentiques*, qui ne contiennent de *l'Opium* en assez bonne quantité: Et s'ils vouloient encore s'en souvenir, & rendre justice aux *Narcoti-*

a Pittcarn. dissert. p. 117.

b Wedel. Opiolog. p. 24. 97. Tilmy. de laudano.

c Wedel. p. 101. vide. Etmüll. de vi Opii diaphoretica.

ques, ils avoüeroient que les coups les plus heureux qu'ils auront vû dans leur Pratique par le moyen des *Sudorifiques*, auront dû la plûpart de leur succès à *l'Opium* sagement mêlé avec ces Remedes ; ainsi *l'Opium* devient specifiquement propre à la Cure de la petite Verole, parce qu'il est le plus sûr, le plus efficace, & le plus innocent des *Diaphoretiques*. Que s'il fixe & arrête les douleurs, s'il appaise les ardeurs, s'il rabat les feux, la saine *Pathologie* apprend que ce n'est qu'en préservant le sang ou le délivrant des troubles & des agitations qui inquietent & éveillent le malade; car de-là viennent les *Délires*, les *Phrenesies*, les *Soubressauts* ou semblables emportements des esprits, enfin *l'Erethisme*, ou le soulevement des *Solides*, qui dénotent l'ardeur énorme ou l'agitation inflammatoire du sang, Dans cet état les *Narcotiques*, Calmans comme ils sont essentiellement, ne pourront devenir suspects à des gens exercez à voir des malades, en qui ils sçavent de quelle importance il est de prévenir ou d'arrêter ces malheureux Symptomes dans la petite Verole.

XIII. Ajoûtant à tout ceci que *l'Opium* est un remede singulierement reconnu (a) propre à rendre le sang fluide, & par consequent à en faciliter la circulation, sera-ce pour lui un mauvais augure pour la guérison

a Frenid. de remediorum viribus &c. p. 152. Pittcarn. dissert. p. 111.

de la petite Verole ? En effet un volume aussi mince que celui d'un grain *d'Opium*, qui se distribuë soudainement au long & au large par tout le corps, donne-t'il à penser autre chose sinon que *l'Opium* est la matiere du monde la plus aisé à se déveloper, la plus legere & la plus promte à se répandre en tous sens ? La vertu donc *concentrante* & *fixante* dans *l'Opium* ne peut s'imaginer que sur des opinions vulgaires, au-dessus desquelles doit se mettre une Phisique mieux entenduë. Or l'on est aujourd'hui revenu en matiere de *Narcotiques* de l'idée grossiere & populaire de *fixer* & *d'arrêter*, depuis que l'on a appris que ces effets aussi-bien que celui d'assoupir, n'arrivent ni par *coagulation*, ni par l'épaississement des humeurs, encore moins par l'embarras ou la *fixation* des *esprits*, puisque l'on s'est fait la-dessus des notions plus sensées, en ce qu'elles sont concertées avec les manieres de la nature, & les loix de l'œconomie animale. Qu'un malade donc soit travaillé de douleurs, d'inquietudes, d'insomnies, *l'Opium* vient à calmer ces troubles, parce qu'étant causez tous par l'irregularité du cours des *Esprits* & de celui du sang, tous deux violentez ou forcez, *l'Opium* donné à propos redresse tout à la fois & la *Circulation* des *Esprits* ou du *Suc nerveux*, & celle du sang, en leur rendant à l'un & à l'autre leur aliance, & les rétabliſſant dans leurs *Directions*. Qu'une inſomnie en particulier fatigue ou épuiſe un malade ; cette inſomnie, ſi l'on en creuſe bien l'origine, aura pour cauſe quelque excès de mouvement dans le ſang, & cet excès ayant ſublimé trop abondamment & trop rapidement toute ſa maſſe vers la ſubſtance *corticale* du cerveau, aura forcé d'entrer dans la ſubſtance *medullaire* trop, & trop impetueuſement la portion *Lymphatique*, *etherée* ou *ſpiritueuſe* du ſang ; & cette portion blanche ſera ainſi violemment pouſſée à travers ces fibres nerveuſes, ou ces tuyaux *arteriels Lymphatiques*, tandis que la partie rouge, dénuée de la pure *lymphe*, circulera lentement dans les arteres ſanguines. Pendant donc que la circulation du Suc nerveux ſera trop forcé dans les nerfs, celle du ſang ſera retardée dans ſes arteres : En ce cas donc la vertu ſinguliere de *l'Opium* eſt tout à la fois de rétablir l'équilibre ou le concert entre les *Solides* & les *Fluides* ; car en redreſſant d'un même coup les directions des Sucs dans les uns & dans les autres, il applanit toutes les digues ſecrettes qui faiſoient des délais, des *Stades*, & des *Congeſtions* dans le genre nerveux & dans les vaiſſeaux ſanguins ; toutes raiſons d'anxietez, de dérangemens & de troubles. Ainſi le calme ſuccede à l'uſage des *Narcotiques*, parce que toutes les anxietez, toutes les inquietudes, toutes les douleurs, & tous les ſentimens déplaiſans qui fatiguent les malades, ne viennent que de la violence que ſouffrent les Diametres des vaiſſeaux nerveux & ſanguins, violences que les *Narcotiques* diſſipent. En effet forcez qu'ils ſont ou continuellement moleſtez par le forcement de Sucs intrus & incongrus, auſquels ils ne donnent paſſage que malgré eux, ils excitent dans l'ame des ſentimens douloureux que les Narcotiques calment. C'eſt que ces remedes ſpiritueux & legers, s'exhalant en *Volatil*, & portant dans le ſang plus *d'eſprits* que de maſſe ou de volume, ils le traverſent par *Irradiation*, ſans ébranler ni heurter ſes parties integrantes; ou bien comme un éclair qui fend l'air ſans le confondre ni l'alterer, ils paſſent juſques dans les nerfs ſans être ſentis; & là ils fondent, réſolvent, effacent & diſſipent les *Staſes*, les *Congeſtions*, & les rallentiſſemens que le *Suc nerveux* trop précipité dans ſon cours y occaſionnoit & y entretenoit.

Ces idées ſur la maniere d'operer des *Narcotiques* meneroient à d'autres avantages pour eux, & plus étendus dans la pratique de la Medecine. Mais ceci n'eſt qu'un trés-leger eſſay de ce qu'il y auroit à dire la-deſſus, ce qui ne venant point ici à ſa place, pourra ſe retrouver ailleurs.

XIV. Du moins, Monſieur, l'on peut voir par tout ce qui vient d'être dit, que les *Narcotiques* ne ſont point en Medecine de ces nouveaux venus, ou de ces étrangers ſans titre, ſans aveu, ſans proteſtation, car comme on vient de le voir ils en trouvent dans l'antiquité; de grands hommes en ont renouvellé l'uſage dans le dernier ſiecle, & rappellé les noms dans la petite Verole. On les reconnoît enfin en convenance avec les loix les plus certaines dans l'œconomie animale, & les mieux reçûës parmi les Sçavans. Aprés cela l'on ne doit plus ſe plaindre comme on fait auprès de vous, Monſieur, de ce que l'Auteur des *Obſervations* attaque ſur leur nouveauté, des remedes qui ſont aujourd'hui banaux dans la nouvelle Medecine, puiſqu'elle ne peut leur donner de datte, ni d'Epoque plus ancienne que celle de les avoir mis au monde avec elle. Tel eſt le *Kermés*, ce fameux avanturier dont le Pere ou le Promoteur ſe voit encore. Tels ſont ces *Apozemes amers*, ces potions artificieuſement inventées pour habilement envelopper ce *Kermés*, & le donner furtivement, comme s'il étoit le Miſtere venerable de la nouvelle Pratique, lequel ne dût ſe reveler qu'aux ſeuls *Initiez* dans ſes ſecrets; telles ſont enfin les *eaux minerales*, car on dit qu'on eſſaye d'en introduire l'uſage dans le traitement de la petite Verole. Mais apparamment ne prétendra-t'on point trouver ces remedes ou leurs Subſtituts dans aucun Auteur, fût-il voüé à la nouvelle Medecine? Au surplus, Monsieur, quoiqu'on ne se donne point pour aussi bons connoisseurs en Chymie, que ceux qui s'y donnent pour Maîtres, du moins en sçait-on assez pour répondre au Public de la nouveauté du *Kermés*, aussi peu connu dans la simple nature, en qui tout est ancien, que dans la Chymie elle-même, en qui tout est nouveau : aussi cette drogue est-elle masquée dans les anciennes boutiques des Chymistes sous des emblêmes mystiques & des noms empruntez ; & si un Sçavant d'Allemagne vient de l'appeller par son nom, ce n'est que pour avertir le Public de ses séduisantes promesses. *Similis furfuris est pulvis mirabilis dictus, seu sulphur antimonii tertiæ præparationis, qui nuperrimè iterum celebritatem reducere cepit, ob universalem per omnia evacuatoria depurandi efficaciam, cui posteà eò commodiùs astrum solis pro roborando Archæo substitui & ista omnium morborum medela tutò fœliciter ac jucundè absolvi possit. Promissa jucunda, si successus responderet. Astrum solis erat, essentia granorum Kermes. Astrum lunæ, spiritus urinosus ambratus. Videmus qualia sint in præmissis, eadem forè in successibus.* (a) L'usage des *Apozemes amers* n'est pas moins recent dans la cure de la petite Verole ; car il est aussi douteux qu'il trouve des exemples ou des autoritez dans les an-

(a) Rock. de Chymiatria superstitiosa.

ciens Auteurs ou dans les Praticiens de reputation. Il y auroit même bien des choses à dire sur ces potions ameres données comme l'on fait à pleins verres dès les premiers commencemens de cette maladie, où il est si dangereux d'occasionner des cours de ventre, (la peste à la petite Verole) lesquels cependant ces potions sont si capables de procurer. D'ailleurs quoi de plus dangereux que de donner des *Amers* qui vont à développer le sang dans une maladie comme la petite Verole, où il est souvent si énormément exalté? Enfin quel mal n'opereront point ces *Amers*, animez comme les donnent ces Messieurs par le *kermés* qu'ils y mêlent secretement? Est-ce moins qu'introduire le malin esprit dans le corps humain, vû la malignité empoisonnée dont est suspect le souffre d'antimoine de l'aveu des Sçavans Chimistes, *Antimonium habet unum sulphur volatile crudum in quo consistit ejus vis maligna venenosa & vomitiva.* (a) Reste l'usage des *Eaux minerales* dont vous êtes, je m'assure, Monsieur, autant étonné que tout ce qu'il y a de Medecins instruits comme vous dans l'Histoire de la Pratique & des Praticiens en Medecine; car tous jusqu'à present avoient ignoré l'usage des *Eaux minerales*, pour la guérison des maladies *aiguës inflammatoires*; (b) un Praticien de grand nom les propose à la verité dans la

a Schroderus dilucidatus. compendium Medicinæ. Zuingeri. p. 572.

b Mortan Phthisio-

Phthisie, mais elles ont été jusqu'à present inoüies pour la petite Verole.

XV. Au reste les accusations que vous entendez faire contre l'Auteur du Livre des *Observations* sont mal fondées. On lui reproche d'être opposé à la Chymie ; & en cela on ne lui rend point justice, il sent au contraire avec reconnoissance l'obligation que la Medecine a à la Chymie bien entenduë : mais instruit de la difference qu'il faut faire, & que lui a appris un Auteur (a) versé dans cet Art, entre le sage emploi & le pernicieux abus des remedes chymiques, il se tient en garde contre le danger de se livrer avec trop de confiance à la Chymie. Car il est de la bonne foi de ces Messieurs de convenir que bien des Guérisseurs plus noircis des fumées de la Chymie, qu'éclairez de ses feux ou de ses lumieres abusent aujourd'huy d'un Art si estimable & si utile. L'Auteur des *Observations* n'en veut donc qu'à la confiance présompteuse que quelques Medecins séduits par les promesses flateuses de la Chymie, inspirent pour les *mineraux* & pour de prétendus *specifiques*, dont ils exaltent la puissance, sans cependant connoître la nature vrayment specifique d'un remede, ni la méthode de l'employer. Car aucun *specifique* n'est indépendant des regles, au-dessus desquelles ils les mettent, tous leur sont soumis. Il est vrai qu'il parle

(a) Laurentius Hofmannus. De verò usu & fero abusu medicamentorum Chymicorum.

mal du *Kermés*, mais pour quelles raisons? Vous le sçavez, Monsieur, parce qu'il est un Inconnu, un Etre nouveau, un Phœnomene recemment apparu sur l'horizon de la Medecine, que l'on prendroit peut-être pour un Astre, si l'on n'avoit des preuves, qu'il n'est tout au plus qu'une comette, dont les apparitions passageres sont tout au plus seculaires; car le souffre merveilleux d'Antimoine, dont le *Kermés* pourroit se faire honneur d'être copié, fut donné autrefois (il y a environ 100. ans (a) pour un soleil, qui devoit revivifier le beaume de la vie, suivant les creuses idées de ceux qui ont idolatré l'Antimoine: *Iste sol, est balzamus corporalis... Porrò quando hoc aurum vel sulphur (Antimonii) in corpus venit, & à nostro balzamo apprehenditur, tunc clarificat balzamum sanguinis.* (b) Or de ce soufre admirable qui passoit pour la *quintessence des metaux*, sont venuës les *panacées d'or*, les *teintures solaires*, les *teintures balzamiques*, l'être par excellence, *Ens primum.* Le nom de *Kermés* est un nouveau titre de Noblesse qui luy est venu dans ces derniers temps; mais sous ce beau nom même, il est confondu avec tous ces soufres illustres ou *glorieux* d'Antimoine, & comme eux fletri ou jugé indigne du *culte superstitieux*, c'est-à-dire des marques de préference qu'on auroit voulu lui procurer en Medecine, sui-

a Alexand. à Suchten.

b Alexand. à Suchten. de Secretis Antimonii p. 37. 41.

vant la pensée du Sage Auteur (a) de la Chymie superstitieuse cité dans l'article précedent. Ainsi le *Kermés* tant vanté de nos jours n'est point de meilleure maison que tous ces soufres illustres des temps passez, qui sont convaincus de forfanterie & de vanité mensongere par ce sincere Auteur, qui avertit dans sa dissertation (faite exprès) tous les Medecins des séductions de ces sortes de drogues plus vantées que profitables ; ajoutons plus dangereuses, puisqu'elles ont toujours été trompeuses dans leurs promesses, ou incertaines dans leurs effets, & pour cela contestées depuis leur naissance jusqu'aujourd'huyi. Le *Kermés* donc se trouve encore aussi neuf pour la Pratique de Medecine qu'il l'étoit il y a plus de cent ans, supposé (comme il y a bien de l'apparence) que ce merveilleux soufre, cet *Arcane solaire* du Dépositaire (b) des secrets de l'Antimoine, ait été (à peu de choses près) le *Kermés* de nos jours.

a Roch. de Chymiatria superstitiosa.

b Alexand. à Suchtenn. de secretis Antimonii.

XVI. Aussi un Praticien (c) d'un grand nom & d'une habilité rare en Medecine, se défie-t'il, & tient-il pour suspects les *soufres des mineraux* & en particulier celui de *l'Antimoine*, dans sa dissertation faite sur la prudence necessaire pour se permettre l'emploi d'un remede, ou le mettre à l'usage de la Medecine ; *de prudenti virium Medicamenti explorationε*, dont voici les termes: *sulphu-*

c Frideric Hofman. de prudenti &c.

ra mineralium præsertim Antimonii .... magnum in medendo spondent usum .... at non omne punctum absolvunt .... unde prudentiam in applicando meritò consulimus, cum aliam tractationem humores .... involvant. (a) Et il avoit donné ailleurs cette raison de prudence : *Sulphura ex mineralibus ... pro diversitate subjectorum, vel vomitus, vel alvum, vel sudorem movent, quin imò in aliis planè nihil operantur.* (b) Peut-on mieux peindre le caractere du *Kermés*; *le Prothée*, dont l'inconstance ou l'instabilité est la raison qui le rend formidable à des Medecins, qui sont moins occupez de saisir la confiance du Peuple par des coups hazardez, qui deviennent quelquefois heureux, que de ne rien prendre sur les regles de la Medecine, ni sur la vie où la santé des malades. Cette incertitude dans le succès du *Kermés* a été annoncée par celle que l'Inventeur du *Souphre solaire d'Antimoine* prédit aux Medecins qui ne seront point initiez dans la haute Science des *Arcanes. Medicus etiamsi sulphur Phylosophorum in manu habeat, administrationem verò nesciat, quid prodest ei? Scientia administrationis requirit peritissimum Medicum*, &c. (c) Car au compte de cet Illuminé en Chymie, la connoissance ou la découverte de ce Souphre merveilleux, est la moindre chose: *Qui hoc sulphur nactus fuerit, is sciat quod propterea minimè totam Medicinam invenerit,*

a Idem. ibid. p. 27.

b Idid. p. 23.

c Alexand. à Suchten. p. 44.

Imò tunc primùm incipiat Medicinam discere ..... nè dono Dei abutatur, & plus dedecoris quam gloriæ consequatur. (a) Après de pareils avis sonnez par le Heros du Souphre d'Antimoine, je crois que l'Auteur des *Observations* doit être éxecusé envers ceux qui le croïent trop rigoureusement prévenu contre le *Kermés*, parce qu'enfin il ne sied pas d'être plus assuré sur ce remede, que l'ont été ceux qui croyoient le mieux connoître, qui ne demandent rien moins que des *Adeptes*, ou des *Initiez* dans leurs mysteres. Pour moi je m'y reconnois profane, je doute d'ailleurs que Messieurs les Patrons du *kermés* y soient aussi avancez que l'exigent ces Maîtres connoisseurs. En effet ce *kermés* est encore dans leurs mains un ambigu, ou un bizare que l'on ne sçait ou attendre, incertain que l'on est, s'il est *évacuant* ou *alterant* de sa nature; & supposé qu'il se donne pour *évacuant*, l'on en est encore à sçavoir s'il rendra ce bon office, ou par les *selles*, ou par le *vomissement*, ou par les *sueurs*. Ses qualitez sont aussi douteuses par raport aux temperamens, aux âges, aux sexes, aux maladies & à leurs differens temps; toutes circonstances qui ont dans tous les temps de la Medecine occupé l'attention & la vigilance des Praticiens; il paroît cependant que les Disciples des Sectateurs du *kermés*, s'occupent assez peu de toutes ces perplexi-

a Ibid. p. 44. 46.

tez. Je conclus donc raisonnablement, ce me semble, qu'un pareil remede ne sçauroit être trop peu employé, étant d'ailleurs capable de nuire beaucoup s'il est mal placé, ou s'il ne lui plaît pas d'entrer dans les vûës du Medecin qui l'emploïe, parce qu'une drogue aussi énergique & puissante, comme on le croit, jusqu'aux miracles, ne sçauroit être ni mediocre, ni indifferente pour le bien ou pour le mal.

XVII. Mais qui se seroit attendu, Monsieur, à cette autre réflexion, que vous avez entendu faire sur la Saignée du pied des enfans, que l'on trouve indiscrettement relevée dans le Livre des *Observations*, quoiqu'elle n'y soit principalement blâmée qu'à cause des dangereuses consequences qu'elle peut avoir dans l'avenir pour la santé de ces jeunes personnes qu'on voit trop communément saigner du pied de l'Ordonnance de tout guérisseur, *Medecin*, *Chirurgien*, ou autre; car la Saignée du pied qui doit être le chef-d'œuvre d'un Praticien consommé, est devenuë le coup d'essay des novices en Pratique. On vous demande donc, Monsieur, s'il faudra que des Medecins deviennent responsables envers le Public, ou à la Police, des dérangemens qui arriveroient dans la santé des adultes, que ces Medecins auroient fait saigner du pied dans leur tendre jeunesse? Cetre Saignée qui auroit été faite au commencement d'une petite Verole ſur un enfant pourroit donc, diſent-ils, ſi l'Auteur des *Obſervations* en étoit crû, devenir un prétexte de blâme & de reproche contre un Medecin qui auroit ordonné cette Saignée. Et ſi cet enfant ainſi ſaigné ſe trouvoit d'un rang ou d'un nom diſtingué, à quel danger ou à quel déſagrément ne ſeroit pas expoſé un Medecin, qui paſſeroit pour blamable ou pour criminel, à cauſe des inconvenients ſurvenus, qui ſeroient attribuez à ſa Saignée.

La-deſſus, je vous prie, Monſieur, de faire remarquer à ces Meſſieurs, trop ſenſibles à des alarmes qu'ils ſe forgent pour répandre un ridicule ſur cette réflexion, que la frayeur qu'inſpire au Public le Livre des *Obſervations* dans cet endroit, n'eſt fondée que ſur l'indiſcrete licence que prennent temerairement de jeunes Praticiens dans Paris ou dans les Provinces de ſe faire une méthode generale de ſaigner du pied indifferemment tous les enfans malades de la petite Verole, ou de fievres qu'ils nomment malignes. Car qu'un Medecin exercé, d'une Science, & d'une probité connuë, ait ſuivant les regles & la prudence de l'Art, fait ſaigner des enfans du pied dans de grandes maladies, ſon habileté & ſa probité ſont ſes garants, & avec ces conditions il ne devient comptable de ſa conduite qu'envers Dieu, lequel cependant, dans les Medecins comme dans tous les hommes, jugera les justices mêmes. D'ailleurs cet endroit à le bien prendre, regarde plus singulierement les jeunes enfans du Sexe, en qui il fait appercevoir combien il est dangereux de rompre l'équilibre du sang dans le temps qu'il se forme, d'en troubler alors les *Directions*, ou d'en avancer les déterminations ; parce que ces entrailles tendres encore, & non dévelopées ne doivent point être exposées à des engagemens de sang prématuré. Car la circulation ainsi déconcertée dans de jeunes filles, que cette réflexion regarde naturellement, dégenere dans un fond d'*Obstructions* & de *Cachexies*. Toutes semences de longues infirmitez, parce que les vaisseaux sont ainsi forcez de recevoir avant le temps un volume de sang au-dessus de la capacité naturelle de leurs diamettres. Après tout cependant faudroit-il se taire sur une pratique meurtriere, préjudiciable du moins à la vie des hommes ; parce que les Sectaires d'une telle pratique deviendroient reprehensibles. Il est raisonnable de ne point laisser le Public juge des cas de pratique en Medecine, parce qu'ils sont au-dessus de sa portée & de sa competence : mais Hippocrate auroit soumis au jugement des Sages en Medecine (des *Facultez* par exemple) des Ouvriers qui en feroient les œuvres, ou en

exerceroient

exerceroient le ministere, en se mettant au-dessus de ses regles, en les méprisant ou les ignorant.

XVIII. Il ne laisse pas d'être étonnant de voir ces Messieurs si sensibles aux présages dont le Livre des *Observations* donne des raisons purement physiques, eux qui ont si peu de confiance à ses raisonnemens? Parmi bien d'étranges défauts qu'ils y cherchent, ils leur semblent mal assortis avec l'anatomie, c'est-à-dire avec la structure des Parties, dont les veritables raports présentent selon eux, bien d'autres raisons, des *pentes*, des *directions*, & des *déterminations* des humeurs, aussi-bien que des *dérivations* & des *revulsions*.

Mais si tout cela est vrai, pourquoi se recrier si haut contre des dangers imaginez ou qui ne sont appuyez selon eux que sur de pitoyables raisons? Il ne faudroit que les mépriser. Mais fussent-elles ces raisons défectueuses à quelques égards, elles présentent à tout le moins à l'esprit un fond de verité qui incommode le systeme de ces Messieurs. Car il sera toujours vray de dire, qu'outre la maniere inoüie de commencer toujours, & suivant l'Ordonnance du premier venu, sur un corps jeune & replet, la cure d'une maladie qui consiste en *Congestions*, *par la revulsion*, il est dangereux de la tenter alors, & douteux de l'obtenir. En effet

D

la *revulsion* est une maniere de rapeller le sang vers un endroit éloigné de celui où se porte l'humeur de la maladie. Or l'anatomie bien entenduë laisse-t-elle comprendre, qu'une portion d'humeurs rapidement emportées au haut & au loin, sans cependant laisser vuides les vaisseaux qui sont au milieu de ces deux distances, (entre les pieds & la tête par exemple) comprendra-t'on, dis-je, qu'en pareille situation qui suppose tout plein, le sang sublimé au cerveau, & soutenu dans cet état de sublimation, par la colomne de sang qui remplit ses distances, se rabattra incontinent vers les parties inferieures à la premiere semonce qui lui en sera faite par la Saignée du pied ? Comprend on encore que ce sang soudainement reflechi sur la colonne qui le soutient & le porte, forcera toutes les résistances qu'il trouvera sur son chemin vers ces parties inferieures ? l'on conçoit tout au plus que le sang jaillissant du pied à peu de distance de l'extremité de l'artere qui l'a amené jusques-là, cessera en quelque maniere de continuer l'impetuosité qu'il devoit communiquer au sang qui étoit passé dans la veine qu'on a ouverte dans la Saignée du pied; mais le sang de la colonne de la veine qui continuë cette colonne jusqu'au cœur, étant soutenu au-dessus de l'ouverture dans son impetuosité, par le serrement *tonique* des parties qui l'environnent, ou des fibres qui affermissent ces parties, conserve sans s'affoiblir sur sa route l'impetuosité qu'il a reçuë, d'autant plus que l'état de plénitude de toutes ces parties qui l'avoisinent, contribuë à le soutenir dans cette direction. Au contraire donc l'on voit par tout ceci pourquoi & comment la Saignée du bras est necessaire pour préparer à la *revulsion.* En effet dans l'état de plénitude où est le corps d'un malade le premier jour d'une maladie, le sang tiré par les vaisseaux lateraux, tels que sont ceux du bras, vuide principalement le centre du corps, lequel évacué aussi en flanc, affoiblit d'autant plûtôt la force du cœur, que le sang qui sort ainsi est celui qui devoit lui venir des lieux moins éloignez. Le cours du sang affoibli donc ainsi dans son centre, diminuë immédiatement la plénitude des vaisseaux de cette region, & le *ton* des parties qui le comprimoient & l'affermissoient, se trouvant affoibli, les résistances des *solides* & des *fluides* mollissent; & par ce moyen le sang devenu souple ou en état d'obéïr, se laisse aller aux impressions qui lui viennent de la part de la Saignée du pied, ou de tout autre moyen de *Revulsion* qui l'attireroit en bas ou l'y précipiteroit.

XIX. Pour bien comprendre ces raisons de changemens de situation qui arrivent à la circulation, en quoi se trouve la cause de la *revulſion* du ſang de la tête au pied, il faut ſe ſouvenir du *mécaniſme* par lequel le ſang porté vers le cerveau ſe ſoûtient ſur cette ligne ou dans cette *direction*, & encore la raiſon pourquoi il déchoit de cette direction, pour ſe laiſſer aller à celle qui lui eſt oppoſée.

La vertu *ſyſtaltique* ou de compreſſion qui pouſſe le ſang dans nos corps, eſt la même qui le lance vers le cerveau; c'eſt une force muſculeuſe qui opere ce mouvement, & cette force n'eſt autre choſe que la vertu même des *ſolides*. Mais cette vertu miſe ainſi en équilibre y eſt ſoutenuë tant par le volume des *fluides*, que par la vertu de leur reſſort; & ce volume & cette vertu venant à diminuer, la force des *ſolides* mollit ou tombe, & en conſequence le cours du ſang étant autrement modifié, il change de ſituation. C'eſt préciſément l'effet de la Saignée du bras au commencement d'une maladie, lorſque le corps eſt dans toute ſa plénitude; le cœur, la force Maîtreſſe, ayant pouſſé le ſang vers le cervau, eſt ſoutenu dans cette action ainſi dirigée, par un volume conſiderable de ſang, qui lui revient auſſi à la verité en ſon temps des parties inferieures, mais plus prochainement, plus ſouvent, & par conſequent plus abondamment des parties laterales, comme ſont les bras. Comme donc la quantité de ſang qui entretient la force du cœur, lui vient principalement ou plûtôt des bras, ce sera en diminuant le sang qu'il reçoit des bras, qu'on diminuëra la force de ce Prince des *Solides*; & c'est ainsi que la Saignée du bras diminuë leur puissance dans leur centre, d'où venoit aux *Fluides* celle qui les portoit vers les parties superieures. Dans cet état les *Résistances* se trouvent affoiblies dans les parties qui sont au-dessous de la tête; de sorte que le sang qui s'y portoit, se sentant moins soûtenu, s'avalle pour ainsi dire & se laisse aller à la détermination qu'une Saignée du pied viendra luy donner. C'est qu'on ne doit jamais perdre de vûë l'équilibre qui s'exerce entre les *Solides* & les *Fluides*, pour faire prendre au sang ses differens mouvemens. Car comme deux *Antagonistes* ils se régissent les uns par les autres, & de ces deux puissances alternativement contrepesées résultent les differentes marches du sang, des *esprits*, du suc nerveux; en un mot de tous les *Fluides* qui roulent dans le corps, & qui en animent les fonctions.

XX. Ces manieres pensantes ou toûjours appliquées à celles de la nature gênent des esprits moins instruits que ceux que l'on cite contre le Livre des *Observations*; car l'on sçait combien ils sont capables, aussi ne prétendroit-on que les rappeller à ce qu'ils sçavent si parfaitement, quand ils voudront bien en faire uſage. Au ſurplus il s'agit ici de matieres ou de points de pratique en Medecine, ſur quoi les manieres de raiſonner s'entrepardonnent ou ſe tolerent entre gens de bonne foi, quand on ne tâche qu'à ſe faire entendre ſur des faits ou des maximes autoriſées par l'uſage, les raiſonnemens étant pernicieux en bonne Medecine quand on en fait la baſe ou la regle de la pratique, c'eſt-à-dire de ce qu'on a à faire pour la cure des maladies, ils deviennent tolerables, quand ils ne ſont employez que pour ſe faire entendre ſur ce qui ſe fait avec ſuccès, & d'après des exemples de pluſieurs ſiecles. *Non poſt inventam rationem quæſita Medicina, ſed poſt inventam Medicinam quæſita eſt ratio* (a) Si donc après cela ces raiſonnemens ont le malheur de n'être point avoüez par ces Meſſieurs, la verité n'en ſera pas moins de notre côté, fondez comme nous le ſommes ſur un fait conſtant, qui eſt l'uſage de ſaigner du bras pour préluder à la Saignée du pied; car c'eſt un uſage authentique, puiſqu'il eſt confirmé par des ſiécles entiers, pendant leſquels la Saignée du pied n'a preſque jamais eſſayé de ſe mettre à la place de celle du bras. En effet ces Meſſieurs qui ſe donnent pour chefs des Partiſans de la Saignée du pied, ayant l'honneur d'appartenir à la Faculté de Medecine de Paris, peuvent redreſſer l'ardeur de ces prétendus Diſci-

a Celſ.

ples, en leur faisant voir dans toutes les *Theses* anciennes ou nouvelles, & en semblables monumens qui nous restent de la doctrine de cette celebre Compagnie sur la Saignée, qu'elle a toujours été si peu dans le goût de celle du pied au commencement des maladies *Inflammatoires*, sans être précedée de la Saigné du bras, qu'il n'y en est fait aucune mention; tant ce dogme lui est étranger. Or cette raison tirée d'un usage prouvé est d'autant plus sûre, que l'uniformité qui a regné là-dessus jusqu'à present dans la Faculté ne sera résultée que des *Observations*, que nos Peres, attentifs comme ils ont toujours été, auront faites sur les malheurs reïterez de ceux qui auront tenté d'établir cette sorte de Saignée du pied. Il est même étonnant que cette Saignée se trouve si peu connuë ou mentionnée dans les écrits des Medecins Espagnols, ceux des Medecins parmi lesquels l'on nous dit que la Saigné du pied trouve tant de prédilection, & de succès au-dessus de celle du bras; car celui (a) d'entre leurs meilleurs Auteurs qui a plus expressément traité la matiere des grands remedes, & en particulier de la Saignée, parle si peu de celle du pied, qu'il est évident qu'il n'en fait qu'un secours d'occasion, auquel il donne place dans des cas privilegiez, avoüez d'ailleurs parmi les Praticiens.

a Ponf.

XXI. Au reste, Monsieur, encore trouvez-vous quelques égards de reste pour l'état du sang, pour ses dispositions, pour les loix de ses *coctions*, de ses *Secretions* & de ses *Dépurations*, en ceux que l'on vous donne pour les plus opposez au Livre des *Observations*. Car quand ils ont à choisir ou à placer un remede, du moins mésurent-ils leurs expressions, & ne s'expliquent-ils point comme d'autres, que j'entends qui ne paroissent point y regarder de si près, quand ils se croyent obligez d'agir en Medecine; & ils le croyent souvent, tant ils épargnent peu les malades & les remedes. Ceux-cy donc sans trop s'embarrasser de tout ce que dit le Livre des *Observations* sur les raisons, les occasions, & les temps de placer la Saignée du pied; enfin sans se blesser, en ne prenant pour eux rien de ce qui est dit sur tout cela, ils forment hardiment & sans pudeur cet argument, simple à la verité, mais auquel, je suis sûr, vous ne vous seriez point attendu.

L'Auteur, disent-ils du Livre des *Observations*, convient qu'on peut saigner du pied en certains cas, & en certain temps d'une grande maladie; c'est-à-dire lorsque le sang est venu à certain état, dans une certaine disposition ou situation, pour dissiper alors un danger présent & souvent urgent; mais que faisons-nous, disent-ils en accelerant

la

la Saignée du pied dès les premiers jours? En gens Sages & précautionnez, nous allons au-devant du danger, nous en écartons les inconveniens & les alarmes, nous en prévenons l'urgence.

Suivant donc cette merveilleuse prévoyance inoüie en Medecine, (parce qu'elle est échappée aux plus Sages de ses Maîtres,) la Medecine ne sera plus désormais une Science, plus une habileté, plus une sagesse; mais une présomption, une temerité aveugle, tout au plus un Art de hazard, où l'on ne se conduira qu'à l'avanture. Pour mieux dire, Monsieur, la Medecine se perd en de semblables maximes, les regles de l'Art & les loix de la nature s'y trouvent confonduës & méprisées, & ce ne sera plus bien-tôt qu'une cohuë de remedes, qu'un empirisme grossier, dans lequel l'on verra honteusement tomber la Medecine, cette Mere de prudence & de sagesse dans l'Art de guérir. Car cette indigne maxime n'est point empruntée de Medecins Etrangers à la Faculté, ce sont de ses Docteurs qui l'avancent, qui s'en parent même. Après de si étranges raisons pour deffendre la Saignée du pied au commencement des grandes maladies, vous jugez comme moi, Monsieur, de l'énormité de ce dogme qui fait trembler pour l'avenir, s'il vient à s'autoriser, car ce ne seroit qu'au mépris de toutes les connoissances acquises en Medecine, & même à acquerir, puisque sans se mettre en peine de ce que l'on sçait & de ce que l'on sçaura, il ne faut que de la présomption & de l'audace pour braver la nature, en affrontant les dangers qu'il y a à négliger ses mouvemens & ses loix, ou à marcher sans elle.

XXII. Mais ce dogme entre les mains de ces mêmes Messieurs, va bien plus loin; ils l'étendent à la purgation, qu'ils craignent aussi peu d'accelerer que la Saignée du pied, suivant ce même beau principe, qu'il ne faut point attendre le danger où les plus Sages Medecins permettent de purger, mais hardiment le prévenir, & conformément à ce bizarre systême de pratique, ils concluënt à purger hardiment dès le premier abord d'une grande maladie, qu'ils nomment maligne pour autoriser leur temeraire entreprise. *Sæpè memini febres ut malignas statim.... à plerisque tractatas fuisse, cujus imaginariæ & commentitiæ malignitatis de causâ, innumera hi præscribentes.... Inter se pugnantia remedia, quod præcavere crediderant periculum, advocabant.* (a) La suite de cet endroit dans ce sage Observateur merite d'être lûë, pour arrêter la petulance de cette Pratique. En effet il faudroit si elle avoit lieu, dire adieu à la Science des coctions, & à l'étude de la nature, dont l'on n'auroit plus à distinguer les efforts, & les

a Richa. Constitut. Epidem. Taurinens. tertiæ. p. 57.

mouvemens d'avec ceux de la maladie ; la Science des occasions l'ame de la Medecine, comme l'appellent les Medecins de tout âge sera de trop, puisque la temerité tiendra lieu de Science à un Medecin, ou pour mieux dire à un *Guérisseur.* Mais à quelque avilissement qu'ils réduisent leur Medecine, c'est dire la maniere qu'ils se proposent de traiter les maladies, de quelque Science & de quelque attention qu'ils la dépoüillent, peut-être ne se refuseront-ils point à une réflexion qui est à la portée de tous les Esprits, parce qu'il n'y faut que du sens commun ? c'est qu'apparemment, ils ne prétendront point tirer une humeur d'un endroit où elle ne se trouve point ; or les raisons des bons Praticiens, pour ne purger qu'après quelque temps, qu'ils laissent passer dans les grandes maladies, sans tenter la purgation, c'est que l'usage, l'observation & la nature de l'œconomie animale ont appris ou fait comprendre, que l'humeur qui fait le mal ne se trouve sur le chemin de la purgation, qu'après que, pendant ce temps, la nature l'a amenée dans les lieux où elle a mis les *excretoires* de cette humeur. Jusques-là cette humeur demeure ou mêlée dans le sang ou écartée dans des *secretoires* étrangers ; la purgation donc accelerée avant le temps que la nature auroit amené cette humeur dans ces lieux convenables : *Convenientia* (a) *loca*, comme

a Hippoc. Aph.

parle *Hippocrate*, où l'on ne tirera rien, où l'on tirera des sucs étrangers à la maladie qui dépoüilleront le sang sans le dépurer. Après cela est-il étrange que ces purgations prématurées laissent dans les corps, qui ont échappé à leur temerité, des *Erethismes*, des agacemens, des *Spasmes*, des feux & des secheresses d'entrailles, tous accidents qui trop souvent sont les restes & les témoins des mauvaises manœuvres d'une si malheureuse soi disant Medecine.

XXIII. Du même mal-entendu de la purgation prématurée, est venuë cette autre difficulté. L'Auteur, dit-on, du Livre des *Observations*, n'a pas pensé à la veritable raison de purger au commencement des grandes maladies, & en particulier au commencement de la petite Verole. C'est que la cause de ces grands maux est principalement contenuë dans les premieres voyes, C'estpourquoi il faut d'abord évacuer cette cause pour l'empêcher de passer dans le sang; car en cela consiste l'Art de se hâter à mettre incessamment hors du corps une occasion prochaine d'un aussi affreux inconvenient, Mais ces Messieurs auroient bien dû commencer par prouver le fait, sçavoir que l'humeur qui cause la petite Verole est habitante des premieres voyes; en second lieu que cette humeur peut entrer dans les vaisseaux; sur tout cela cependant ils gardent un parfait silence. Parce qu'en effet l'Anatomie moderne & la *Physiologie* bien entenduë, ne leur offrent rien à dire de satisfaisant pour justifier une si miserable *Ethiologie*.

1°. Peut-on avec des yeux Medecins appercevoir la cause de la petite Verole dans une humeur gissante dans les *premieres voyes*, tandis que cette humeur se montre répanduë sur toute l'habitude du corps?

2°. Peut-on au contraire ne point comprendre que cette humeur est renfermée dans les vaisseaux, puisqu'elle occupe manifestement les capillaires qui en sont les productions allongées, ou les extremitez?

3°. Supposé enfin par impossible que cette prétenduë cause de petite Verole, fut contenuë dans les *premieres voïes*, est-il raisonnable d'imaginer qu'elle puisse s'insinuer dans le sang? Et là-dessus un Praticien éclairé en *Physiologie* peut-il se forger des craintes ou se donner des alarmes? Il est étrange que dans un temps aussi instruit par l'Anatomie, tant de gens (habiles d'ailleurs en tout genre de Physique) se passionnent ouvertement pour une opinion si peu sensée, qu'elle ne peut s'accorder en rien avec la structure des parties, connuë comme elle est & avouée de tout le monde.

Ce n'est pas qu'il ne soit constant que les *premieres voïes* ont infiniment de part dans la cause de bien de grandes maladies; mais fût-ce jamais au sens & à la maniere grossierement imaginée par les Zelateurs de la purgation précoce ? Le *foye*, *l'estomach*, la *rate*, le *pancreas*, & plus souvent que tout cela la *veine porte*, toutes parties qui occupent ou qui avoisinent de près les *premieres voyes*, ont passé de tout temps pour les foyers de dangereuses ou de longues maladies. La *veine porte* en particulier fournit ou occasionne les causes des symptomes les plus difficiles & les plus obscurs. Les *premieres voyes* donc prises dans ce sens, produisent d'affreuses infirmitez ; parce que tant de *Secretoires* differents & tant de sucs de differentes natures, qui se travaillent ou qui se distribuënt dans tous ces endroits, sont susceptibles de mille sortes d'alterations, de troubles, de dérangemens, d'embarras & de congestions. Mais tout cela se passe dans les capacitez des vaisseaux, ou sont des sucs croupissants & ralentis : & ce n'est pas le compte de ces Messieurs, qui se proposent des humeurs amassées dans l'estomach & dans son voisinage, d'où ils s'imaginent qu'elles vont incessamment passer dans le sang.

XXIV. Cependant il n'est point aisé d'appercevoir les moyens ni les voyes par ou une humeur pût de ces endroits s'introduire dans le sang. On ne dit rien des raisons de *Mechanisme* que la nature employe toujours pour operer ses *Secretions*, *raison* dont aucune ne se montre ici pour faire cette filtration dans le sang. Mais la sorte de *Secretoires* qui sont dans l'estomach par exemple (Puisqu'il est principalement celuy des visceres où l'on établit le sejour de ces humeurs habitantes les premieres voyes) leur structure, leurs directions, leurs fonctions, s'opposent parfaitement à ce passage. Car peut-être ne soupçonnera-t-on point les vaisseaux sanguins de se prêter à cet office par des bouches secretement ouvertes qui boiroient ces humeurs, puisque ces vaisseaux ne s'ouvrants en aucun endroit de l'estomach, ils ne peuvent admettre dans leurs capacitez aucuns des sucs qui seroient dans celle de l'estomach. Restent les *Arteres lymphatiques* qui sont les *Secretoires de la lymphe gastrique* ou du *suc stomacal*; mais il est notoire que ces vaisseaux sont des tuyaux de transport qui déchargent du dedans au déhors, mais qui ne peuvent rien reporter du déhors au-dedans, c'est-à-dire de l'estomach dans le sang. En effet à quels malheurs n'auroit point été exposée la santé, si l'estomach étoit interieurement *foré* ou *meable* par des vaisseaux ouverts dans leurs extremitez, par où se seroient introduites dans les vaisseaux des matieres contenuës dans là cavité de l'estomach? Ce seroit une occasion journaliere ou toujours presente au chyle crud encore & imparfait tel qu'il est dans l'estomach, d'aller immediatement se mêler dans le sang, lequel ainsi chargé de sucs indigestes ou mal triturez deviendroit moins une source de santé qu'un fond de langueurs. Qui ne sçait d'ailleurs que ce n'est point tant par l'insinuation de leurs parties *volatiles* que les *cordiaux stomachiques* insinuëroient dans les vaisseaux, qu'ils produisent de si promts & si salutaires effets, que parce qu'ils remuënt ou animent-ils par leur *contact* immediat, les fibres nerveuses dont ce viscere est infiniment tissu, qu'ils les excitent, les redressent, & les retablissent dans leur *ton* ? Ainsi cesse la frayeur que quelques sucs accumulez dans l'estomach puissent se faire jour dans le sang, & tombe en même temps le prétexte de purger pour prévenir cet inconvenient. Ceci seul suffiroit pour sapper par les fondemens le systême de la purgation précoce; mais voici encore quelque chose de plus; car l'ouverture des corps de ceux qui meurent de semblables maladies ne découvre rien qui ressemble à cet amas d'humeurs dans *l'estomach*, tandis qu'au contraire on en voit les *membrannes*, & celles des parties voisines, vergetées de sang, lequel arrêté çà & là forme une sorte d'*Echymose* éparse ou dispersée, marque évidente de *Phlogose* ou d'inflammation, signes enfin non équivoques que la cause de ces maladies est dans les vaisseaux, puiſque les *membrannes* imbibées de ce ſang intercepté en ſont intimément tiſſuës.

XXV. Souffrez, Monſieur, que je vous arrête encore un moment, par quelques autres réflexions; car elles ſe préſentent en foule contre une opinion ſi peu ſéduiſante, & qui cependant ſéduit tant de monde, quoique tout la confonde pour peu qu'on faſſe uſage de ſa raiſon & de ſes lumieres. D'où ſeroit là venuë cette humeur accumulée ? Voudroit-on que ce fût des reſtes de digeſtions imparfaites qui ſe ſeroient amaſſées dans ces parties ? Ce ſeroit donc *des glaires*, *des colles*, *des viſcoſitez*, *des aigres* fixes & groſſiers, incapables par conſequent de s'inſinuer, ou de tranſpirer dans les vaiſſeaux, & encore auſſi peu propres à mettre le feu dans le ſang, en y allumant une inflammation telle que celle qui regne dans ces maladies. Ce ſeroit encore des ſucs aigres, peſants, engendrez de corruption, & alors les maux qui en viendroient ſeroient *des affections flatueuſes*, *des Borborigmes*, *des Coliques*, *des vomiſſemens*, *des cours de ventre*, jamais des petites Veroles, parce que de ſemblables materiaux ne peuvent former des inflammations & des *purulences*.

Cette humeur viendra-t-elle du ſang, ou des vaiſſeaux qui l'auroient dégorgée dans ces endroits, d'où étant repompée elle paſferoit dans le fang pour y produire une inflammation ? Mais cette maniere dans les humeurs de fe repomper dans les vaiffeaux, fi mal aifée à comprendre dans quelque endroit du corps que ce foit, ne peut devenir vray-femblable dans l'eftomach. Car ce vifcere fera, fi l'on veut un *vaiffeau de digeftion*, qui donnera le temps, le lieu, & l'occafion à une matiere de fe meurir, de fe déveloper, de *s'exalter* : mais fera-ce au point de pouvoir s'infiltrer dans des *porofitez* imaginées, tandis qu'elle trouvera haut & bas d'amples & de manifeftes ouvertures, qui lui offrent de promptes iffuës ? Une pareille humeur donc s'il en étoit dans l'eftomach prendroit certainement plûtôt ces routes fenfibles, par où fe feroient plus naturellement des *vomiffemens* ou des *cours de ventre*, qu'un mélange imaginaire dans le fang. Enfin quel effort d'imagination ne faudroit-il point faire, pour concevoir qu'une matiere contenuë dans les premieres voyes les premiers jours d'une maladie, fût celle-là même qui trois ou quatre jours aprés fe montreroit répanduë fur toute l'habitude du corps ? à travers de combien d'immenfes diftances, cette humeur auroit-elle à paffer, pour fe porter du centre du corps à fes extremitez les plus éloignées ? Ce ne feroit qu'à force *d'Ofcillations* redoublées du centre à la circonference, qu'un pareil tranfport pourroit s'executer. Mais quel étrange renverſement à imaginer dans le mouvement *periſtaltique*, dérangement ſi malaiſé à entendre ? Ce ſeroit apparamment d'abort par les *arteres lymphatiques* que ſe feroit la ſuction de cette humeur, les *ſanguines* la recevroient en ſecondes, celles-ci s'en déchargeroient en d'autres *lymphatiques*, qui ſont celles qui ſe terminent, & ſe perdent dans la peau & dans l'habitude du corps: mais une ſi étrange marche eſt ſans exemple dans l'œconomie animale, tant tout y paroît forcé & contraire aux manieres, à l'Ordonnance, & aux loix des *Secretions*.

XXVI. Je ne croyois plus rien avoir à vous répondre pour juſtifier le Livre des *Obſervations* ſur l'article de la Saignée du pied; mais j'apprens une nouvelle accuſation qui ſe répand contre lui. Ce n'eſt, dit-on, parceque l'Auteur du Livre des *Obſervations*, n'aime point la Saignée du pied, qu'il a écrit contr'elle ? Mais la Medecine ſe fait-elle donc aujourd'hui par goût, ou par ſentiment, & le cœur qui regle les actions en morale, ſeroit-il devenu la regle des œuvres des Medecins ? Je ne me connois, Monſieur, d'autre goût en Medecine que pour ſes regles, ſes loix, ſa dignité & ſon honneur. C'eſt à quoi je me ſuis ſingulierement étudié toute ma vie, & à quoi je me fais un devoir & un honneur de tenir uniquement. Or ces regles

& ces loix regardent sur tout la Saignée & la purgation ; & dans la Saignée le temps, les endroits, les occasions & les circonstances suivant lesquels il faut la pratiquer, conformément aux *Observations*, aux usages & aux exemples des anciens Maîtres. Après cela reste-il quelque chose pour le goût ou l'inclination d'un Medecin, instruit & animé ainsi, il trouve ses pas tracez & ses routes frayées dans la structure des parties, dans leurs positions, leur Ordonnance, & leurs rapports ; semblable par consequent à un copiste dont l'habilité ne consiste que dans la justesse de l'imitation. Suivant ces vûës rien n'est au choix d'un Medecin en fait de Saignée, parce qu'occupé uniquement des moyens de redresser les écarts que souffre le sang dans sa circulation, il ne peut les prendre que dans la disposition des vaisseaux, dans leurs convenances, & dans leurs situations. Sur ce plan comme il ne peut être indifferent de saigner du *bras*, du *pied*, de la *gorge*, de la *veine* ou de *l'artere* ; un Medecin ne peut rien donner là-dessus à son inclination ; ses loix sont faites, ses ordres marquez, il ne lui convient que de les bien apprendre, de les retenir & de les suivre. C'est pourquoi l'on a vû combien la Saignée du pied (pour ne point sortir de ce qui la regarde) a partagé les Praticiens de differentes nations, *Portugais*, *Espagnols*, *Fran-*

cois, dans des cas de maladies même, où elle est ce semble naturellement indiquée, telles que sont celles des femmes & des accouchées; & vous sçavez, Monsieur, là-dessus les disputes de l'Ecole de Paris en particulier, dont la plûpart des Docteurs se sont déclarez pour la Saignée du bras, préferablement à celle du pied, dans des occasions où le Peuple prévenu pour celle-ci avoit l'autre en horreur. C'est que ces Maîtres en l'Art de guérir avoient compris par leur usage, la justesse & la force de leur esprit, qu'il est des vaisseaux qui portent & attirent trop à plomb le sang sur les parties basses, quand elles étoient déja préoccupées par un sang arrêté; & en ces cas ils préferoient d'ouvrir des vaisseaux, qui par leurs situations le détourneroient ailleurs. Le succès a justifié leur pensée & confirmé leur pratique; mais l'on doit comprendre par-là que la Saignée du pied peut être susceptible d'affreux inconveniens. Un Medecin donc qui ne songe qu'à guérir ne s'en éloigne point par aversion, mais il en releve les dangers quand il trouve qu'on s'écarte de ses loix, pour en avertir les jeunes Praticiens. C'est que l'Etude elle-même mal entenduë ou mal digerée a ses pieges, & devient un moïen d'égarement ou de séduction en Medecine, quand elle y met plus d'esprit que de justesse, en faisant prendre les regles de l'Art dans le raiſonnement plûtôt que dans l'uſage, le Docteur veritable ou le ſeur Maître en Medecine. Cet inconvenient peut devenir, ſi l'on n'y prend garde, celui de la Phyſique moderne ; ſi en dévelopant juſqu'au ſcrupule les plus ſecrets reſſorts de la nature en general, elle manquoit à appliquer ſuffiſamment l'eſprit à la nature particuliere du corps humain ; car ces ſortes de veritez generales détournant l'eſprit d'un Medecin de celles qui le guideroient, à la connoiſſance du Mechaniſme propre aux fonctions de la vie, ne l'éclairent point ſur les moyens de remedier aux dérangements qui y arrivent. Pour donc ſe mettre à couvert de cette mépriſe, il faut appliquer les raiſonnemens, fuſſent ils les plus *geometriques*, aux faits de pratique autoriſez par l'uſage des grands Maîtres, & appuyez ſur la tradition qui en eſt reſtée dans les Ecoles, ou parmi leurs Diſciples. Suivant ces notions, il faut apprendre dans les ouvrages de Praticiens obſervateurs, les temps, le choix, les occaſions & ſemblables circonſtances des grands remedes. Et ces obſervations poſées comme la baze & les fondemens de ſa pratique, emprunter des modernes, de leurs *theoremes*, de leurs *calculs*, & de leurs *démonſtrations*, appliquées au *Mecaniſme* du corps humain, les raiſons *Phyſiques*, *Mécaniques* ou *Geometriques* des effets ou de la réüſſite de ces remedes. Ce sera là une Medecine *constatée* par l'usage, & confirmée par la raison, prise dans une *Geometrie* naturelle, parce qu'elle sera concertée avec celle qui régit l'œconomie animale. Sans cette précaution des raisonnemens flateurs en parolés, charmants par leur précision, & imposants par les plus respectables noms en *Geometrie*, porterons toujours à faux en Medecine, parce qu'il faut des *Medecins* pour faire des *Medecins*. Or ces *Geometres* n'auront peut-être vû des malades qu'en idée, ou en speculation : ils feront donc prendre le change à un Medecin qui se sera laissé prendre à une seduction d'autant plus insidieuse, qu'elle éclaire l'esprit, & le convainc en general sans l'instruire ou le guider en particulier.

XXVII. Les pieces ou lettres ironiques dont on vous parle, Monsieur, ne me touchent aucunement, ayant appris du plus habile homme du siecle passé en matiere de satyre, (a) qu'il est indigne de gens préposez comme sont les Medecins, pour la chose du monde presque la plus grave, qui est la vie des hommes, de plaisanter sur ce qui regarde la santé; sur quoi disoit ce grand homme, ils ne devroient jamais rien avoir à penser ou à dire que de serieux. Ce n'est pourtant point, Monsieur, que je veüille me donner pour un homme au-dessus des

a Mr Despreaux. Boileau.

atteintes de la censure, ou de la satyre, convaincu autant que je le suis qu'on m'épargne sur tout ce qu'on veut bien ne me pas reprocher. Mais qu'a à gagner le Public dans ces sortes d'écrits qui souvent ne servent qu'à lui apprêter à rire aux dépens de la Medecine, deja trop insultée, ou à l'accoûtumer à la méfiance contre les Medecins, qu'il voit perdre, à se dire des injures ou des plaisanteries, un temps qu'ils doivent tout entier à l'étude serieuse de la santé ?

Ce qu'on reprend dans mon stile, dans ma diction, dans mes expressions est encore de ce genre, tout y sera si l'on veut à reprendre, hormis l'envie que j'ai de faire entendre & sentir la verité, tout le reste demandera grace ; mais il faut y en ajoûter encore une, bien digne des grandes ames, c'est de ne me la point reprocher.

Au reste, Monsieur, voilà l'inconvenient d'ecrire en François sur la Medecine ; car cette langue n'étant point celle des Medecins, elle les expose à une nouvelle sorte de critique. En effet on ne leur reprocha jamais la rudesse ou l'inexactitude de leur maniere d'écrire en Latin, car là-dessus nous ne voyons point de difference établie entre les Auteurs plus ou moins élegants, quand d'ailleurs ils sont chacun dans leur genre estimables pour le fond des choses. *Cœlius Aurelianus* n'a point eu de brocards à essuïer sur la la dureté de son stile, quoiqu'il se trouve à la tête d'une secte particuliere, parce que ce stile, tel qu'on peut le souffrir dans un Medecin qui écrit pour instruire, est énergique & persuasif, sans être élegant; aussi n'a-t-il pas merité moins de loüange que *Celse*, le Ciceron de la Medecine Latine. Enfin le celebre Monsieur *Stahl*, si fort au-dessous de *Fernel* pour la latinité, ne laisse point de tenir un grand rang dans la Medecine moderne; c'est que l'on a tenu pour maxime qu'il falloit en Medecine plus dépenser en pensées qu'en paroles, parce qne ce n'est pas en bien parlant qu'on guérit, mais en bien faisant. Plaignez donc mon malheur, Monsieur, d'avoir écrit en Francois, puisqu'on m'auroit pardonné en Latin les *Barbarismes* qu'on reproche à mon Francois, mais je me menagerai une autre fois cette Indulgence.

Enfin l'on s'échappe (car je le comprens malgré vôtre discretion Monsieur,) en des termes piquants & en des expressions désobligeantes contre moi. Mais tant pis pour ceux qui en sont les Auteurs; ce sont de ces discours inofficieux, qu'Hippocrate condamne generalement dans tous les Medecins, en qui il veut de la retenuë, de la gravité & de la moderation dans leurs discours, qui doivent être exempts de tours artificieux & de paroles piquantes ou malignes (*inhoneſtorum verborum Artes.*) Mais ſi ces Meſſieurs ſont de la Faculté de Paris, ils s'oublient bien plus étrangement, ſur tout s'ils ſont jeunes ; car ils devroient mieux ſe ſouvenir des premieres leçons que leur donnent les *Statuts* de leur Compagnie, qui obligent les jeunes Docteurs à des égards ſinguliers pour ceux qui ſont leurs anciens ; (a) Et en general tous les Docteurs a avoir les uns pour les autres des manieres obligeantes (*amicitiam inter ſe colant.* (b) Leur interdiſant tout ce qui tient de l'injure du reproche, de la médiſance, &c. *abſint injuriæ probra, maledicta* (c) De ma part j'en ſerai quitte pour leur pardonner, & je le fais très-volontiers, ſans pourtant les connoître ; car vous ne me les nommez pas, pour m'épargner peut-être le chagrin d'apprendre que j'ai des paſſionnez adverſaires en ceux que j'avois compté pour mes amis.

a Stat. Append. At. XVI.

b Art. XIII.

c Art. XIV.

XXVIII. Quelques autres ajoutent que je perſonnaliſe les faits dans mes *Obſervations*, où l'on apperçoit, dit-on, des évenemens ſinguliers ou des Medecins que je dénote particulierement. Mais ces imputations ſont des addreſſes calomnieuſes de gens artificieux, envieux peut-être de la fortune, de la place ou de la reputation de gens qu'ils voyent à regret au-deſſus d'eux, & contre leſquels ils cherchent à faire dire à des Ecrits innocens de leur malignité, ce qu'ils voudroient répandre dans le Public de désobligeant contre ces Medecins, en qui ils tâchent de diminuer un credit qui les incommode. Pour moi, Monsieur, je n'en veux graces à Dieu, ni à des évenemens singuliers, ni à des Medecins en particulier; je m'instruits de ceux-là, je respecte ceux ci: mais des teméraires, souvent même sans être Medecins, s'autorisent à Paris & dans les Provinces de cures singulieres faites par des grands Medecins pour couvrir leurs fautes ou leurs malheurs. Et en ce sens j'en veux aux dangers d'une pareille Medecine, qui s'acredite ou qui se répand dans ces mains souvent novices & toujours indiscretes, au préjudice de l'honneur & des loix de la Medecine autant que de la sureté des malades. Voulant donc contenir la jeunesse dans les regles que j'ai apprises dans la Faculté de Medecine de Paris, cette fidelle dépositaire de la saine Pratique, je suis serieusement occupé de les revendiquer & de prévenir la *prescription* qu'on pourroit alleguer, si on les laissoit en proye à la temerité ou abandonnée à la déprédation. Au surplus, Monsieur, tant de réfléxions employées dans des Ecrits de Medecins, en justifications, en preuves, en apologies, ne pourroient-elles point s'employer plus utilement dans une science où l'on ne peut être trop avare du temps? Ne seroit ce pas le moyen de faire cesser les démêlez que de les prévenir? Pour cela il ne faudroit écrire sur la Medecine qu'en Latin, & à la maniere d'*Hippocrate*, par faits, par circonstances, par observations, par évenemens; le tout nuëment, mais habilement exposé, non habillé d'opinions ou de raisonnemens, ni orné de conjectures. Car si vous le remarquez, Monsieur, les trois quarts d'un bon Livre en Medecine, sont aujourd'hui employez en réfléxions Physique, en explications curieuses, en calculs ingenieux, en raisonnemens lumineux; & sur tout cela l'on se partage, parce que chacun pense, compte, & raisonne à sa façon, pour fonder ou justifier sa pratique. Que la bonne foi toute seule jointe à un bon esprit, exercé en pratique, & versé en observations, ne fasse plus désormais que des récits, des histoires, des descriptions exactes des mouvemens propres à la nature, de ceux de la maladie, de leurs annonces, & de leurs suites, des remedes qui auront été employez, des succez qu'ils auront eû, bons ou mauvais; en telle qualité, telle préparation, en telles circonstances de temperaments, d'âges, de sexe, de raisons, de conditions, tout cela tiendroit lieu de systeme. De sorte qu'un esprit ainsi dirigé par l'ordre ou l'esprit même de la nature, par ses loix, par ses manieres, y trouveroit sur la connoissance des maladies, & pour leur cure, plus de secours que dans tous les curieux détails qui ornent & qui composent les Traitez de Medecine les plus agréables & les mieux pensez. *Arrêtée*, *Cœlius Aurelianus*, d'après *Hippocrate*, ont écrit dans ce goût ; aussi n'ont-il point fait de gros livres. Quelques Modernes comme Monsieur *Sydenhame* en Angleterre; le Docteur *Boix* &c. en Espagne ont suivi ces erremens; l'Observateur Piedmontois, Monsieur *Richa* vient de le retracer. A quoi tient-il, Monsieur, que l'on n'écrive plus sur la pratique de Medecine que dans ce stile, ce goût, & dans cette précision, qui sont ceux de la nature & de la Philosophie Medicinale, parce qu'en tout cela se trouve la science de la vraye nature. *Manifestam naturæ cognitionem non aliunde quàm ex Arte Medicâ haberi censeo, quam is facile percipiet qui Artem Medicinam probè complexus fuerit.* (a) Par-là l'on s'entendroit tranquillement, sans interprêter malignement; rien ne seroit contesté, tout seroit convenu, parce qu'on n'auroit que des faits à croire; l'on s'animeroit en s'instruisant, sans voir s'aigrir des Esprits, ou s'indisposer des personnes, qui étoient faites pour s'estimer réciproquement, & s'aimer les unes & les autres.

(a) Hippoc. de prisca Medicina.

XXIX. Mais, dira-t-on, ces moralitez

ſiéent-elles bien à l'Auteur des *Obſervations* Car enfin ſon Livre, ſon ſtyle, & ſes expreſſions ſont-elles ſi parfaitement exemptes de toute aigreur ? Ne lui eſt-il échappé aucuns traits de vivacité ? S'eſt il enfin abſtenu lui-même de ces raiſonnemens Phyſiques de ces réfléxions, & de ces Etiologies, contre leſquelles il prononce des *Anathêmes d'oubli*, parce qu'en effet il voudroit les faire oublier dans les Livres de Pratique ?

L'Auteur des *Obſervations* eſt certainement bien éloigné de ſe croire au deſſus de tout blâme; cependant il ne ſe ſent coupable d'aucune de ces intentions ſecrettes dont on voudroit le noircir lui & ſon Livre. Il a voulu ſeulement faire ſentir ſes alarmes ſur le déſordre qu'il voit ſe mettre dans la Pratique de la Medecine ; & là-deſſus avoüant ſes prétenduës vivacitez, il prie qu'on les prenne dans le ſens qu'il les employe. Car ſur quoi tombent-elles que ſur des Pratiques extraordinaires qui innondent le monde Medecin, dont il a l'honneur d'être bon & fidelle Citoyen. Pour cela il s'en prend en general à un Peuple nouveau en Medecine, qui la deshonore par la licence qu'il prend de ſe mettre au-deſſus de ſes regles, & de ſe livrer en foule à des drogues ſi nouvelles, qu'elles ne ſont connuës que par de rares ſuccez qu'il eſt plus ſûr d'admirer que d'imiter. Cependant on en fait une méthode univerſelle dans des maladies très-differentes dans leurs cauſes, & dans des temps ou des circonſtances qui ne ſe reſſemblent en rien. Dans cette affligeante ſituation des affaires de la Medecine, eſt-il blâmable dans un Medecin qui a paſſé les trois parts, & peut-être plus, de ſa vie, dans la ſaine pratique d'une Compagnie auſſi ſage que la Faculté de Paris, de ſe plaindre amerement, en s'élevant contre une Populace de (ſoi diſant) Praticiens, ignorants peut-être, mais certainement temeraires, qui font le dégât ſur les malades dans Paris & dans les Provinces ? Car ce n'eſt pas, Monſieur, ſurfaire le danger contre lequel on s'éleve : le goût general pour la *Saignée du pied*, pour *la purgation*, pour les *amers* au commencement des maladies, & pour le *kermès*, a gagné juſques dans les campagnes, ou comme ſi c'etoit ouverte la *boëte à Pandore*; ce ſont répandus des milliers de maux, par le moyen de ces méthodes nouvellement inventées, & de ces remedes recemment enfantez.

Les malheurs arrivez dans le traitement de la peſte de Marſeille, devenant une preuve naturelle du chemin qu'a malheureuſement fait le dogme de la purgation précoce dans les fievres malignes, cet Auteur du Livre des *Obſervations*, a pris occaſion de faire voir la fatalité de cette Doctrine, dans un exemple recent encore, & authentique. Mais à cette occasion effrayé de l'infidelité de cette Pratique entre les mains de grands Medecins, si capables, s'il eut été possible, d'en tirer avantage pour le progrès de la profession, il n'a relevé ces malheurs, que parce qu'ils sont devenus plus formidables depuis qu'ils ont échappé aux lumieres de Praticiens si habiles; malheurs cependant qui pour ces raisons doivent être imputez à la malice essentielle de cette miserable méthode. Ces Messieurs à la verité se trouvent en parallelle avec d'autres Medecins sortis d'une autre Faculté, comme si l'on eût voulu faire contracter entr'elles deux Compagnies respectables, & unies par les mêmes vûës dans l'avancement de la Medecine; mais ceci n'est arrivé, que parce que ces autres Medecins n'ont glorieusement réüssi, qu'autant qu'en s'éloignant des nouvelles regles, ils se sont rapproché des anciennes, ausquelles ils ont sçû soumettre une maladie feroce, & ramener une nature égarée. Cependant on les reconnoît tous habiles, & dignes membres chacun des Corps ausquels ils appartiennent: mais les uns ont crû dans un mal qui passoit pour être au-dessus des regles ordinaires, pouvoir se prêter à une méthode que l'on donnoit pour être au-dessus de ces regles; les autres au contraire ont crû devoir assujettir aux regles ordinaires,

une

une maladie que l'on mettoit au-dessus de leur portée. La vivacité donc, s'il y en avoit, tomberoit sur la qualité dangereuse d'une méthode si séduisante, & point du tout sur le merite de Medecins que l'on respecte, parce qu'en effet ils sont respectables.

Au surplus au milieu de semblables malheurs, est-ce zele? Est-ce aigreur dans un Medecin obligé à veiller au bien des malades & à l'honneur de la profession, d'attaquer de front en general cependant ces dangereuses manieres de traiter les malades, qui se répandent par-tout indifferemment, & par toutes sortes de mains? Si ce sont-là des vivacitez, elles seront de celles qui ne messiéent ni à l'honneur ni à la probité, parce qu'elles sont meritées par les coupables de ces désordres.

On reproche encore à l'Auteur des *Observations*, les *Etiologies* dont son Livre est semé; mais dépendoit-il de lui de traiter autrement qu'on ne fait aujourd'hui les matieres de Pratique même en Medecine? Ce sont des raisonnemens *geometriques*, à la lueur desquels on introduit de nouvelles manieres de faire la Medecine; Peut-on plus raisonnablement s'y opposer que par des raisons *mécaniques*, moins lumineuses si l'on veut, mais certainement tirées du fond de la nature, qui prouvent la dangereuse incertitude de ces Pratiques jusqu'à present inoüies, en montrant d'ailleurs la ſureté de la Medecine que ces opinions ingenieuſes voudroient faire oublier. Si cependant l'on veut que ces raiſons ſoient mal entenduës, l'on paſſera là-deſſus telle condamnation que l'on voudra ; car le fond de la verité en Medecine n'y perdra rien, puiſque ces raiſons qu'on répudie, n'alloient qu'à rendre ſenſibles à l'eſprit des veritez de Pratique, leſquelles étant auſſi anciennes que la Medecine, n'en ſeront pas moins ſubſiſtantes, pour être mal prouvées en Phyſique ou mal défenduës. Il n'en eſt pas de même des nouvelles Pratiques, la verité même ou la brillante vraiſemblance des raiſonnemens qu'on prodigueroit en leur faveur, ne diminuëroit rien de leurs dangers, & de leur incertitude; car ce ſont de ces choſes qui reſtent douteuſes, ou toujours à *enquerir.* Donc avec des raiſonnements fautifs on peut ſuivre une Medecine ſûre dans ſes ſuccez, parce qu'ayant fait ſes preuves, l'uſage devient ſon garant, ou ſon titre de certitude, au lieu qu'avec des raiſonnemens non moins ſpecieux que des démonſtrations geometriques, l'on peut ſe trouver dans une Medecine fort douteuſe, parce qu'elle ſera encore à eſſayer, deſtituée par conſequent d'uſage, dont elle a beſoin pour profiter des veritez qu'on lui prête.

Que le Livre des *Observations* soit donc tant imparfait qu'on le voudra dans ses *Etiologies*, la Medecine qu'il défend, n'en sera pas moins sûre pour la santé, tandis que l'abus des nouveautez qu'il attaque, ne lui sera pas moins dommageable, de quelque lustre que l'on revête les pompeux raisonnements par lesquels on parviendroit à prouver qu'elles doivent être bonnes pour la guérison; ainsi donc se verifie la maxime, que la vraye Medecine précede le raisonnement, au lieu que le raisonnement précede la fausse Medecine. Après tout cela l'on veut pourtant bien s'engager à ne plus parler *Etiologies* pour soûtenir l'ancienne Pratique, si l'on veut ne nous plus parler que par *Observations*, par recits, & par faits, quand on voudra établir des Pratiques qui lui seront opposées; mais par des faits d'une autenticité pareille à celle qui lui est acquise dans les Ecoles & parmi les Praticiens de tous les temps, qui enfin lui est assurée par les connoissances modernes.

XXX. L'Etude des *Observations* vous paroîtra, Monsieur, comme à moi d'autant plus necessaire dans la Medecine moderne, que les malheurs des nouvelles Pratiques qui s'y introduisent, & que l'on combat ici, n'arrivent que parce que ces Pratiques deviennent publiques, & à la discretion des jeunes gens qui s'en rendent Maîtres, avant qu'ils se soient suffisamment instruits des circonstances, des cas, & des occasions, où elles conviennent, & sans s'être munis d'assez d'*Observations* qui les ayent confirmées. L'usage de l'*Emetique* ou de la purgation reïterée dans la petite Verole & dans les fievres malignes est de ce genre ; car cette méthode, suivant l'avis du celebre Monsieur *Stahl*, quoyqu'elle soit inventée & entrée en Medecine par un Praticien (a) d'Allemagne d'une habileté distinguée, demande une sagesse & une circonspection toute singuliere, comme en avertissent les *Actes de Berlin. Hinc illustris dom. Stahlius admodum monet ne quisque inconditus imitetur beati viri (Gunelsheimeri) Methodum, non instructus cautione & circumspectione.* (b) De sorte que rien n'a tant rendu odieuse cette méthode que l'inattention des Medecins, qui l'ont voulu imiter. *Magis odiosam reddebat hanc Methodum Medicorum inconsiderantia.* (c) Car ce défaut d'instruction ne se supplée point par l'éminence de quelque grand nom en Medecine que l'on cite, ou sous lequel on s'autorise à donner ainsi l'*Emetique*, en quoi même paroît une ignorance grossiere. *Ubi inscitiæ crassæ fuerit provocare, pro reliquâ inconsideratiâ ad viri magna dexteritate in tali negotio versati exemplum.* (d) Or cette habilete à donner l'Emetique dans la petite Verole & dans les

a Monsieur Gundelsheimer. premier Medecin du Roy de Prusse.

b Acta Berolin. vol. 2. p. 57.

c Ibid. p. 62.

d Ibid. p. 57.

fievres malignes, consiste comme on l'apprend ici à sçavoir observer en le donnant les *jours critiques*, parce que sans cette attention, ou sans ce sçavoir faire, il est étrange combien il en coûte à l'honneur de la Medecine & à la santé des malades, pour peu qu'on s'éloigne des Loix établies à ce sujet. *Certè qui hanc Methodum sectari intendunt, quæ in cauta dierum judicatorio-criticorum evitatione nititur, ne latum quidem unguem ab illa decedere debent, ni velint ipsi gravissimas latarum Legum luere pœnas.* (a) En effet ce manquement à observer ces *Jours critiques* passe en Allemagne pour avoir été la cause de la mort du fameux Monsieur *Gundelsheimer* lui-même, l'Inventeur de la méthode de donner *l'Emetique* reïteré au commencement de la *petite Verole* & des *fievres malignes*; car de-là est venu à cette méthode le nom de *Gundelsheimerienne* (*Methodus Gundelsheimeriana.*) Ce celebre Praticien étant donc tombé malade luy-même d'une fievre maligne voulut se traiter par sa methode; & pour cela s'étant fait saigner du pied, il prit le *tartre émetique* (son vomitif favori) il le reïtera après une saignée du bras (car il ne s'étoit point voüé à celle du pied) après quoi il mourut en convulsion & avec le hoquet, l'onziéme jour de sa maladie. (b) La même inattention aux *jours critiques* coûta encore la vie à son éle-

a Acta Berolin. V. 1. p. 17.

b Acta Berolin. vol. 1. p. 18. vel 2. p. 61.

ve, & son fidel imitateur Monsieur *Schwarte*, lequel en pareille maladie & suivant les errements de son illustre Maître, prit pour *Emetique* le *Vitriol blanc* (parce que c'étoit son vomitif cheri) se fit saigner du bras, (parce que comme son Maître il ne s'étoit point asservi à celle du pied) mais après cette manœuvre, vinrent les *délires*, puis les *Convulsions*, qui terminerent sa vie aussi le onziéme de sa maladie; (a) toujours à l'exemple de son cher Maître, dont il se rendit l'Imitateur jusques dans sa mort & ses circonstances. Voilà donc, Monsieur, des conditions ou des regles, sans lesquelles l'usage de *l'Emetique* réïteré au commencement des Maladies malignes, est fatal aux malades; cependant entendez-vous dire, que ces Esseins de jeunes Medecins, Sectaires en France de la méthode de Monsieur *Gundelsheimer*, en soient jamais occupez? Leurs voyez-vous jamais faire la distinction des *jours critiques* pour placer avantageusement leur *Emetique*? Les *Crises* au contraire sont pour eux des amusemens pueriles, d'anciens contes de la vieille Medecine, dont sont revenus les Praticiens modernes. Auroit-on donc manqué à leur donner cette leçon, ou l'auroit-ils négligée comme ils font tant d'autres regles de la Medecine? Il seroit fâcheux pour eux que dans un pareil oubli, ils tombassent mala-

a Ibid.

des de la petite Verole ou de fievre maligne, il en a trop coûté au premier Inventeur de cette méthode.

XXXI. Aussi la méthode de Monsieur *Gundelsheimer* tant celebre ait-elle été à la Cour de *Brandebourg*, & parmi le Peuple & la Bourgeoisie, entre les mains de ce grand homme, qui passoit à *Berlin* pour l'*Esculape* de la petite Verole, (a) n'a-t-elle point enlevé tous les suffrages parmi les Medecins d'Allemagne. Ils ont découvert que cette méthode étoit originairement venuë d'un *Empirique de Venise*, auprès de qui Monsieur *Gundelsheimer* l'avoit surprise étant dans cette Ville, en contrefaisant pour cela le Valet ou l'Officier de Garde. (b) Ce vice de naissance si propre à inspirer de la méfiance contre une pratique de Medecine, n'aura pas peu servi à indisposer les Medecins, qui en effet se sont partagez sur l'usage de celle-ci. L'un (c) d'entr'eux dit qu'elle ne doit être suivie qu'avec grande précaution. *Methodus Gundelsheimeri non temerè in usum trahenda est.* Un autre (d) dit franchement (*rotundè hæc posuit*) que la méthode nouvelle de traiter la petite Verole par l'usage reïteré des *Emetiques purgatifs*, n'est ni sûre, ni imitable; & qu'il vaut mieux en se laissant gouverner par la nature, suivre la voye qu'elle montre vers l'habitude du corps, que d'attirer dans son

a V. Acta Berolin. vol. 2. p. 42.

b Ibid. 32.

c. Neuter. tab. 139. p. 554.

d Carl. in hogdego. p. 111.

centre la cause de la maladie. *Recentior Methodus per iteratas vomitiones laxatione conjunctas securitatem certam nondum est nacta, ut imitari eam possimus : præstat naturæ viam periphericam conservare, quàm centralem vi eligere.* Conformément au sentiment de ce sage Auteur. Un troisiéme (a) reconnoît que cette Méthode a besoin de sagesse, & d'être bien mesurée avec la complexion des malades ; que par consequent celle qui va à calmer, & adoucir est de beaucoup préferable à cette autre qui consiste toute en évacuation. *Methodus Gundelsheimeri circunspectione indiget & discretione subjectorum ; hinc altera magis placida Methodus correctoria, huic evacuatoriæ præfertur.* Un quatriéme (b) enfin refuse de s'expliquer sur le cas qu'on doit faire de la Méthode de ce celebre Medecin. *Quantum hic illustris Gundelsheimeri Methodus variolas repetitis vomitorio-laxativis tractandi valeat, determinare nolo.* Monsieur *Stahl* ne la tolere que moyennant une grande circonspection, *cum debitâ prudentiâ*, comme on l'a vû dans l'article précedent, sans quoi il prononce que l'entreprise est temeraire (c) *sine hac cautione, hanc sibi libertatem sumere, est certè cœptum à quo abstinuisse, perpetuò est melius.* Ajoûtant que c'est une sorte de profanation [illegible]erable d'une Méthode qui étoit heureuse dans un Medecin Illustre. *Quod vir ille suis meritis il-*

a Juncker. tab. 51. p. 338.

b Voigte de variolis adultor. p. 7. 29.

c Act. Berolin. vol. 2. p. 43. Ibid. p. 57.

lustris Methodo facit, non ferendum ab illis profanari. (a) Il est vrai qu'un autre Medecin de grand nom (b) loüë cette Méthode comme certaine, appuyée qu'elle est dit-il, sur beaucoup d'experiences, *multiplici experientiâ.* (c) Mais cette multiplicité d'experience est chez lui renfermée dans trois guérisons d'enfants, qu'il allegue en preuve. Pour donc faire perdre de vûë ce que cette Méthode a de déplaisant dans son origine, qu'elle tire d'un nommé *Behmius Empirique*, (d) l'on a tâché de revêtir de regles cette pratique pour la réduire en discipline. La premiere de ces regles, qui est de stile dans toutes les maladies malignes, consiste dans l'incompatibilité de cette Méthode avec la Saignée qu'il ne falloit point faire avant que de donner *l'Emetique. Incompatibilitate cum pramißâ venœsectione.* (e) Car Monsieur *Gundelsheimer* n'étoit malheureux que sur les malades qui l'appelloient trop tard, c'est-à dire, après avoir été saignez. Car une autre observation, c'est que l'Emetique doit être donné à temps, c'est-à-dire avant que la maladie ait fait son chemin : *Intempestivâ remedii Emetico-cathartici exhibitione.* (f) L'on insiste encore fortement sur ce que l'on ne doit point donner un évacuant qui soit ou simplement *purgatif* ou simplement *Emetique*, mais qu'il faut sçavoir marier en lui toute à la fois ces

a Ibid.

b Frider. Hofman dissert.

c Acta Berolin. vol. 2. pag. 54.

d Ibid. p. 52.

e Ibid. p. 58.

f Ibid. p. 59.

deux qualitez, au moïen desquelles il puisse en même temps évacuer doucement, efficacement, & par avance l'amas de bile qui causeroit dans le courant de la maladie les plus funestes accidents (a) Enfin ce bienheureux Mariage devoit se faire d'une *once de Manne* avec deux *grains* de *tartre Emetique*. (b) La *caße* pouvoit entrer dans cette alliance, mais la *Manne* avoit la préference. Une derniere observation non moins essentielle pour le succès ou l'honneur de cette pratique, c'est que ce remede ne doit point être donné au mépris des *jours critiques*; car sans cette circonspection le remede ira de travers. (c) Triste avertissement puisqu'il rappelle l'affligeant ressouvenir de la double perte de Messieurs *Gundelsheimer* & *Schwarte*, le *Castor* & le *Pollux* de cette nouvelle Medecine, qu'un peu plus d'attention dans leurs Medecins pour l'observance des *jours critiques*, auroit, nous dit-on, conservez à la Republique des Lettres & à la Medecine.

a V. Acta Berolin. vol. 2. p. 53. 56.

b. Ibid. p. 54.

c Ibid. p. 61.

XXXII. Miserables appuis que ces restrictions, ces regles, & ces precautions! prises cependant non dans explications physiques, ou dans des raisonnemens ingenieux, mais dans le goût de la bonne Medecine, malgré lesquelles cependant la merveilleuse Méthode de Monsieur *Gundelsheimer* est tombée en Allemagne dans un parfait mépris ; c'est, nous dit-on encore 1°. Que le Promoteur de cette nouvelle Méthode ne pouvant tout observer par lui-même, fut contraint de prendre confiance en des Medecins & des *Chirurgiens* sur qui il s'étoit déchargé du traitement de ces maladies, dont les rapports & les *Observations* lui ont imposé, quoiqu'il fût capable de donner à cette Méthode la derniere main. 2°. Qu'on a entremêlé des Saignées avec l'*Emetique*. Ce qui a fait une prévarication manifeste & capitale contre une des principales regles de cette Méthode. ***Ipsi Medico inventori ad apicem rerum Medicarum gerendarum constituto, ista suam inventionem adhibendi & observandi non dabatur copia, fidem magis ponebat in hinc & indè confluentes à Medicis & Chirurgis plausibiles relationes. Nec in tam universum cecidisset hæc Methodus neglectum, si saltem in vomitorum usu constitisset, omissis venæ sectionibus*** (a) Ce récit historique, Monsieur, ne seroit-il point une annonce pour la France, ou la prédiction du sort qu'y aura cette pratique ? Car des Medecins & des *Chirurgiens* aussi entreprennent en France de faire habituellement saigner & purger les malades, parce qu'ils l'ont vû faire en certains cas qu'ils ne démêlent point à des Praticiens qui ont là-dessus une habileté singuliere. Mais d'ailleurs rien fait il appercevoit tant d'incertitude ou d'instabilité dans le

a Acta Berolin. vol. 2. p. 60.

fond d'une pratique en Medecine, que la contradiction ou même la contrarieté des regles ſur leſquelles on eſſaye de l'établir. Car ces Meſſieurs ont poſé pour premier principe, que la Saignée eſt inalliable ou incompatible avec leur Méthode ; & cependant ceux là-même qui en ont été les Inventeurs, les Peres, ou les Promoteurs, ſçavoir Meſſieurs *Gundelsheimer* & *Schwartz* ſe ſont fait ſaigner eux-mêmes en prenant l'Emetique dans les fievres malignes qui les ont miſerablement enlevé du monde. D'ailleurs un autre de leurs principes eſt qu'il faut avoir un égard très ſingulier pour les *jours critiques.* (a) Après avoir avancé que moyennant la Méthode de Monſieur *Gundelsheimer*, il ne falloit pas s'embarraſſer de ces jours, ni ſe faire à leur ſujet aucun ſcrupule, parce qu'il n'y a point de *Criſe* à menager dans ces maladies. *Nec in dierum electione ſcrupulus quærendus eſt, cum hic nihil turberur in criſi.* (b) Une autre circonſtance de cette Méthode, c'étoit de ne jamais donner *l'Emetique* tout ſeul. (c) Et voilà enſuite qu'un Medecin celebre (Monſieur *Bergernnanus*) diſciple de la ſecte en queſtion, rejette la raiſon du mépris dans lequel eſt univerſellement tombée la Méthode de ce celebre Praticien, ſur ce que l'on ne s'eſt point aſſez contenu ou renfermé dans l'uſage des Emetiques. *Nec in tam universum ceci-*

a Acta Berolin. vol. 1. p. 17. vol. 60.

b Ibid. p. 55.

c Ibid. p. 56.

disset hæc Methodus neglectum, si saltem in vomitoriorum usu constitisset. (a) Cependant Monsieur *Stathl*, le Coryphée des Praticiens d'Allemague, justifioit ou excusoit la Méthode de Monsieur *Gundelsheimer* (si peu semblable à la sienne) sur l'adresse singuliere qu'il avoit en cette occasion à sçavoir mêler l'*Emetique* avec des purgatifs convenables. (b) Une derniere raison pourquoi cette Méthode a été abandonnée par les Medecins de Berlin, où elle avoit été en grand credit, c'est que Monsieur *Schwartz*, lui qui avoit le secret de bien manier l'*Emetique*, étoit mort avant que d'y avoir donné la derniere main, ce qui a été cause que ce secret est tombé avec luy. *Hæc Methodus quam ante in Civitate Berolinensi plures Medicorum practicorum, præprimis Beatus Dominus Schwartz in multiplicem cum applausu traxerunt usum, ut postmodum etiam tàm diu in castris Pomeranicis, obtinuerit, quamdiù vir beatus vitâ superest eamdem dirigere valens fuit, quæ tandem post ejus fata penitùs exolevit.* (c) Après un tel aveu & une pareille disgrace arrivée en Allemagne à la méthode de traiter les maladies malignes par les *Emetiques* & les *Purgatifs* reiterez, peut-on, Monsieur, s'en promettre un meilleur succès en France, où tant de mains indiscretes, novices, ou présomptueuses la profaneront ? Car comme on nous l'insinuë, le

(a) Ibid. p. 60.

(b) Ibid. p. 53. 57.

(c) Ibid p. 59.

ſuccès n'en a été bien ſûr en Allemagne que tant qu'il eſt demeuré dans les mains des habiles Maîtres en ce genre, c'eſt à dire de Monſieur *Schwartz* & encore plus de Monſieur *Gundelsheimer*, dont l'addreſſe là-deſſus lui étoit paſſée en propre. *Gundelsheimeri acquiſita habilitas*, (a) au moyen de laquelle il s'etoit acquis une diſtinction très-ſinguliere.

a Ibid. p. 52.

XXXIII. Voilà, Monſieur, mes réponſes à tous les ſoupçons, aux accuſations, & à toutes les imputations que l'on ſeme dans le monde, & qu'on voudroit inſpirer contre l'Auteur & le Livre des *Obſervations*, je crois que toute perſonne équitable en ſera contente; il me vient cependant une penſée, de vous communiquer encore ſi vous le trouvez bon, le précis ou l'eſprit de cet Ouvrage. C'eſt un abregé *Analitique* dans lequel on poura appercevoir la vraye intention pour laquelle il a été entrepris & mis au jour. Peut-être eſt-ce trop vous importuner, Monſieur, mais je ne crains point de trop faire pour entrer dans vos vûës & ſuivre vos idées.

OBSERVATIONS SUR LA SAIGNE'E du pied & ſur la Purgation au commencement de la petite Verole, &c.

CEt Ouvrage a quatre parties, chacune d'un titre particulier, mais toutes enſemble tendantes au même but, c'eſt de rappeller la Medecine moderne aux regles de la bonne pratique, & les jeunes Medecins à l'étude & à l'obſervance qu'ils leurs doivent. Car quelques heureux ſuccez arrivez en d'habiles mains dans la pratique de la Saignée du pied & de la purgation au commencement de la petite Verole, aïant fait illuſion, pluſieurs d'entr'eux plus enhardis qu'inſtruits par ces exemples ſinguliers, prennent ces obſervations pour des maximes, confondants ainſi les exceptions dans les regles; mais cela eſt moins ſe faire des modeles que les deshonnorer; puiſque, fuſſent elles ces obſervations, de ces coups de Maîtres, que tout le monde reſpecte, il n'appartiendroit de les copier d'après eux qu'à ceux-là ſeuls qui par l'étude, l'uſage & le temps ſe ſeroient fait une habitude de leur ſcience & de leur habileté. Pour arrêter donc ce déſordre naiſſant encore, on fait dans la premiere partie quarante Obſervations ſur la Saignée du pied. Les premieres ſont empruntées de l'état du ſang, de ſes qualitez de ſes ſituations; enfin des directions qui l'aſſujettiſſent, & qui contiennent ſa circulation contre les fâcheuſes déterminations qu'elle pourroit recevoir de la Saignée du pied. Tout cela pris dans la conſtitution narelle du ſang des Eſpagnols que l'on prend pour exemple, parce qu'ils ſupportent, dit-on, la Saignée du pied ſans inconvenient. Là on fait contraſter le regime de vie de cette Nation avec celui des Francois: on examine la diſpoſition des Corps de ceux-ci la condition de leur ſang, la maniere de ſon cours, la nature des aliments qui le forment, les paſſions qui l'agitent; & dans ce parallele on apperçoit pourquoi les uns ſont expoſez aux malheurs de la Saignée du pied, tandis que les autres n'ont preſque rien à en craindre.

Suivant cette idée l'on fait voir qu'un Sang comme celui des Francois, pétri de viandes ſucculentes & de boiſſons vineuſes, acquiert trop de maſſe, & prend trop de conſiſtence ou de poids. Que de-là s'élevent des digues dans les vaiſſeaux, d'où réſultent des *Congeſtions* d'un ſang accumulé, lourd & appeſanti. Or un ſang ainſi diſpoſé dès le premier debut d'une maladie n'eſt guéres propre à ſuivre la voye de *Revulſion* qu'on ſe promet de lui faire prendre par la Saignée du pied; puiſque d'ailleurs en matiere de

Congeſtions

Congestions inflammatoires comme celles-ci, n'occupassent-elles qu'un viscere en particulier, les Praticiens accreditez ont toujours donné la préference à la Saignée du bras, suivant le beau passage de Celse rapporté dans la quatorziéme *Observation.*

On applique ces réflexions à la petite Verole ; & comme elle consiste plus que toute autre maladie en *Congestions*, qui ne sont point particulieres seulement, mais generales, puisqu'elles occupent tout à la fois les visceres & l'habitude du corps ; l'on prouve qu'en pareil cas la Saignée du pied ne tirant rien des parties affectées, vuide les vaisseaux en pure perte. De-là s'ensuivent, sur-tout dans les enfants du Sexe, de pernicieuses *Confidences*, ou des engagemens qui surviennent necessairement, lorsqu'un sang mal disposé à cheminer, est mis malgré lui en mouvement ou en route, comme il lui arrive par cette sorte de Saignée, & dans cette conjoncture.

Le détail qui suit dans les *Observations* 17. 18. &c. sur les causes & la nature des *Congestions*, tiendroit trop de place dans un Extrait : mais l'on y voit la part qu'ont dans ces causes de maladies la plenitude des vaisseaux, & la pression où sont les Sucs qui y sont contenus. L'on y trouve sur-tout la raison d'une *pletore* particuliere aux enfants, par où ils sont singulierement exposez à la petite Verole; & à cette occasion on touche les causes des maladies de ces jeunes creatures, le mécanisme des vaisseaux en general, & particulierement de ceux des enfans, se lit dans les *Observations* 22. & 23. Pour mieux faire sentir le vrai de tout ceci, les causes des inflammations sont expliquées dans l'Observation 24. où l'on montre qu'elles arrivent par le profond engagement de la partie rouge du sang dans les arteres lymphatiques, suivant l'opinion des plus habiles modernes, & en particulier du celebre Auteur (a) du Traité de la petite Verole suivant les loix de l'œconomie animale. Mais de ce principe ainsi posé il s'ensuit que la Saignée du pied, au lieu de ramener le sang égaré dans des détroits si écartez & dans des routes si lointaines, occasionnera des affaissements & des *Considences*. On répond aux prétenduës *Observations* constantes sur la Saignée du pied, en distinguant les veritables *Observations* des faits singuliers, encore frais & recents. L'on confirme au contraire la Saignée du bras par des *Observations* suivies & constatées par de longs temps, sur quoi l'on s'en est rapporté à la pratique des Medecins de Paris, comme on le voit d'écrit dans l'Observation 26. les suivantes montrent dans l'anatomie moderne, dans l'Ordonnance des vaisseaux, dans leurs situations, leurs rapports, leurs distances,

a Monsieur Helvetius le Fils.

&c. La sureté la raison & l'indication naturelle de la Saignée du bras dans toutes les grandes maladies.

De tous ces principes l'on conclut la préference qui lui est dûë dans la petite Verole, & à ce sujet l'on donne dans les *Observations* 31, 32. &c. les *Etiologies mécaniques* des maladies & des effets de la Saignée en general. D'ailleurs rien n'étant si necessaire que de conserver aux parties leur *Ton* naturel & leur *Equilibre*, l'on fait appercevoir dans la Saignée du pied de très-grands inconveniens à cet égard. On prend pour exemple celles-là mêmes des maladies *chroniques*, où la Saignée du pied, ordinairement indiquée, attire ces désordres quand on la met trop tôt en œuvre.

La passion pour cette Saignée l'ayant mise en vogue sur le pavé de Paris, au point qu'on la pratiquoit tous les jours sur de jeunes enfants, l'on montre par des raisons *mécaniques* les dangers ausquels cette Saignée les expose : & dans ces dérangemens universels pour les enfants, on prévoit pour eux un miserable avenir dans les causes de maux que la Saignée du pied seme dans les entrailles de ces tendres corps. L'on finit cette premiere partie en faisant voir l'injustice & la temerité des nouvelles pratiques en Medecine, où rien presque n'est sûr que ce qui a vieilli avec elle.

P. II. Ici se trouvent 27. Observations. Après avoir donné dans la premiere la vraye idée de purgation, on fait voir dans les suivantes que l'humeur de la petite Verole n'entre point dans cette idée, parce qu'elle est *Inflammatoire*, appartenante à la partie rouge du sang, située hors du chemin d'un purgatif; enfin aussi éloignée des premieres voïes, que les *Secretoires* de la peau le sont des intestins. Là on détruit le vain prétexte de l'*Orgasme*, en substituant à la notion vulgaire une explication *mécanique*. En même temps on examine ce que c'est que *Coction*, & l'on explique comment tout *Orgasme* en renferme le caractere. La supposition d'humeurs *lymphatiques* que l'on destine à la purgation, est confonduë. La septiéme Observation traite de la temerité des *Emetiques*, des *Fondants*, des *Mochliques*, de l'infidelité du *Kermés*, ce séduisant prothée; enfin de la vanité des nouveaux Praticiens, qui après avoir prétexté de prétenduës benignitez ou douceurs dans leurs purgatifs accelerez, employent de plus violentes drogues, plus neuves d'ailleurs, que celles de l'ancienne Medecine. A ce sujet on fait voir la préference dûë aux *vegetaux* au-dessus des *mineraux*. La *malignité*, ce terme illusoire & meurtrier, n'étant qu'une inflammation singulierement outrée, ne peut favoriser la purgation qui est aussi peu indiquée au commencement de la petite verole que les cours de ventre & les vomissements sont alors peu *critiques*, parce qu'en effet rien n'est *critique* dans les premiers jours d'une maladie. Il est vrai que le cours de ventre est favorable dans les petites veroles confluentes des enfants; mais on en apporte les raisons singulieres & *mecaniques*, appuyées d'ailleurs sur l'observation constante, que les enfants supportent mieux la purgation que les adultes. L'on explique encore pourquoi elle réüssit aussi en certains cas de l'*Ethargie* & d'affaissement de cerveaux dans des corps replets & succulents, avertissant cependant que ces cas particuliers ne sont point des loix de pratique. On passe à la matiere de la *suppuration*, dont l'on expose les raisons *mecaniques*, aussi-bien que celles pourquoi la purgation y est si nuisible. Viennent les suites malheureuses de la petite Verole qui sont celles des purgations mal placées ou multipliées. Les grains de la petite Verole sont comparez à des *ulceres*, pour faire comprendre le danger de les couper, parce que par-là on interrompt la *suppuration* qui est si essentielle dans cette maladie, où l'on desseche ainsi le pus aussi mal à propos, que les *détertifs* mal entendus le font sur les playes; & là l'on explique *mecaniquement* comment se fait leur réünion : on compare enfin la *suppuration* à la purgation, par où l'on montre la temerité des purgatifs. Ce n'eſt point que l'on prétende tiraniquement tenir un Medecin en braſſiere ou ſervilement attaché aux regles, mais il en eſt d'indiſpenſables. Le mal entendu de la purgation eſt confirmé par la pratique des grands Maîtres, qui ont mis la ſureté de la cure de la petite Verole dans les *délayants* & dans les *Narcotiques*. Enfin les malheurs de la purgation ſont ici confirmez par ceux qui lui ſont arrivez dans la cure de la peſte, & là on fait remarquer la difference des heureux ſuccez qu'ont eu les Medecins, qui ſans ſe livrer aux nouvelles pratiques, ont ſçû ſe contenir dans les regles de la Medecine. Avant que de quitter ce ſujet on fait entrevoir les mauvaiſes ſuites de la méthode de maſſacrer les tumeurs peſtilentielles, parce qu'en cela ſe montre les annonces des maux qui s'enſuivront de la méthod[illegible]couper les grains de la petite Verole. C[illegible]partie finit en faiſant preſſentir les troubles malheureux qui menacent la Medecine par la licence qu'on ſe donne d'imiter de nouvelle pratiques qui ne ſont point à la portée de toute ſorte de Medecins.

P. III. En effet cette facilité dans les eſprits à ſe prêter à tout ce qui eſt nouveau ou extraordinaire en Medecine, fait comprendre combien le bon goût s'y perd, & montre la décadence ou tombe ſa pratique, malgré toutes les brillantes connoiſſances dont elle vient d'être illustrée dans ces derniers temps, & c'est la matiere de la troisiéme partie. Des 40. Observations qui la composent on emploïe les premieres à faire voir que la bonne pratique est fondée sur des maximes constantes, sur des loix certaines, & sur des *Observations* incontestables, dont la chaine & la suite forment une *tradition*, sur laquelle comme sur une base, doit achever de se bâtir la Medecine, en surajoutant les nouvelles découvertes à ce qui a déja été trouvé. Et c'est à quoi manque la nouvelle pratique. On trouve là-dessus des détails dans la troisiéme & quatriéme Observations, & dans la cinquiéme vient la raison principale pourquoy avec tant de merveilleux avantages la pratique n'en est pas plus avancé; c'est que sans avoir égard aux *solides*, *puissances* avoüées dans l'Anatomie moderne, comme étant les causes & les Auteurs de tous les mouvemens, de tous les troubles, & des *impetuositez* qui arrivent au sang, on ne s'occupe que des *Fluides*, de leurs *Saveurs*, de leurs *Sels*, de leurs *Aigres*, de leurs *Colles*, de leurs *Glaires*, sans mettre au profit de la pratique ce que l'Anatomie découvre de ressorts & de forces qui travaillent toutes ces qualitez, ou qui modifient ainsi les humeurs. De-là est arrivé que la nouvelle pratique sans sortir de la crasse ou du limon des humeurs, ne s'occupe que des remedes capables de corriger les *Fluides* : mais ces notions n'élevant point le Medecin au-dessus du vulgaire, il se laisse comme lui aller aux imaginations amusantes d'*Acides* & d'*Alkali*, sans dresser son esprit aux veritables notions pour la pratique. Les *Amers* , les *Absorbans* & semblables Correcteurs d'*Aigres* & de *concentrants* d'*Acides*, font tous seuls face à tout évenement dans la nouvelle Medecine, sans cependant qu'on sçache bien encore les regles ou la méthode d'employer les absorbantes drogues par conséquent toujours équivoques ; parce qu on a manqué de prendre par un sage Analogisme, dans les regles de l'ancienne pratique, celles qui conviennent pour discipliner ces nouveaux venus en Medecine. C'est ainsi que la pratique marchant sans guide & sans boussole déchoit du point de sureté où elle étoit parvenuë. Au surplus la sciënce des *Coctions* se perd ou se désapprend , & l'on ne parle de *Dépurations* que pour les troubler. Le Quinquina lui même, ce Maître absorbant, s'il n'est donné dans les regles devient exposé à mille malheurs, comme il est expliqué ci jusqu'à la quatorziéme Observation où l'on montre que les *Délayants* qui étoient les *Absorbants* des anciens étoient exempts des dangers que l'on éprouve dans les *Absorbants* modernes. Toutes ces béyûës font beaucoup perdre à la pratique, parce qu'elles

les éloignent la Medecine de ſes veritables regles, & l'approchent de l'*Empiriſme*. On examine enſuite juſque vers la dix-neuviéme Obſervation le mal entendu des *Specifiques*, & à cette occaſion, l'on remarque que la *Chymie* trop écoutée, a donné trop de confiance dans les *mineraux*. On montre les inconveniens de ceux-ci, & combien les *Specifiques* eux-mêmes ſont ſoumis à la méthode, Obſervation. 23. Toutes ces dégradations dans la pratique deviennent des marques non douteuſes de décadence, parce que tout y mene, ſans cependant le vouloir, à la ſingularité, à l'indépendance des regles & à la préſomption; & les loix de l'Art de guérir une fois oubliées, font qu'on déplace ou qu'on déſapprend tout en Medecine.

Le caractere d'innovation que font voir dans la nouvelle pratique les Obſervations 24, 25. &c. eſt encore une preuve manifeſte du déchet qu'en ſouffre la Medecine; car ainſi dénuée de titres & d'autorité, elle revient comme dans ſa premiere enfance, & retombe dans ſes premiers beſoins, aſſujettie aux inconveniens des épreuves & aux dangers des eſſais tant formidables, quand il faut les faire au prix de la vie des hommes. En effet ces manieres neuves des Saignées & de purgation ſont inoüies dans les Ecoles de Medecine; & les celebres Compagnies de Medecins de *Breslau* & de *Berlin*, & encore les Sçavants Messieurs *Ramazzini* & *Richa*, qui tous ont de nos jours écrit les histoires des maladies *Epidemiques*, dont ils se sont faits les Observateurs ; enfin le celebre Monsieur *Freind* qui a si sçavamment écrit sur les *Epidemiques d'Hippocrate*, tous ces grands Auteurs n'ont rien tenté de semblable aux manieres de nos praticiens modernes. Et cet Illustre Anglois entreprenant de mettre en valeur la purgation sur la fin des *petites Veroles confluentes* ne s'est point reposé sur l'éclat de son nom si puissant en Medecine; il s'est au contraire appuyé d'un amas immense d'autoritez reçüeillies parmi les grands Praticiens *Arabes*, *Grecs*, *Latins*, & módernes, dont il n'a point dédaigné d'emprunter les noms & les raisons.

Par ces singularitez se perdent en Medecine l'uniformité des vûës & ce concert des Esprits tant désiré par le Sage réformateur des Sciences (*Bacon*) pour l'avancement de la Medecine ; & c'est la remarque de la vingt-huitiéme Observation. Les détails contenus dans les suivantes nous meneroient trop loin; mais ils roulent sur la vanité de certaines idées de reforme imaginées, & sur la verité des regles déja trouvées, & qui ont été utilement suivies. La trente-troisiéme Observation & quelques autres insistent sur les égards dûs à lempire des *Solides*, trop negligé d'ailleurs. En paſſant l'on fait remarquer l'attention que l'on doit à la vertu de *Contact*, ſur-tout dans les remedes qui ſe donnent en petit volume, & à l'impreſſion immédiate qu'ils font ſur les *Solides*. Ce qui eſt ſingulierement remarqué dans l'Obſervation trente ſixiéme. A ce ſujet on ſe plaint de ce que les notions de *Geometrie*, &c. tant vantées dans la Theorie, ſe trouvent négligées dans la pratique, tandis qu'il eſt convenu parmi tous les modernes de la diſpoſition *Spaſmodique* des *Solides*, qui n'eſt autre choſe que des *proportions* perduës, ou un changement de *Ton* dans l'état de maladie ; & de cette omiſſion principale, l'on conclut que les manieresde la pratique moderne menent directement à la décadence de la Medecine.

L'inoculation exercée d'abord ſur les arbres pour en multiplier les fruits, ou pour les rendre meilleurs, ſe pratiqué aujourd'hui ſur les hommes pour multiplier leurs maladies, & pour accroître leurs malheurs ; & ce ſont des Medecins qui ſe mettent à la tête de cette entrepriſe. Si donc le goût qu'on voudroit nous inſpirer là-deſſus étoit conſenti en France comme on nous le dit d'autres Païs, ce ſeroit un ſigne évident du mauvais goût qui ſe répandroit en Medecine. Car cette operation eſt obſcure dans ſon origine, négligée dans les Livres, ou- P. IV.

bliée de tous les Medecins dont les Ecrits nous sont parvenus. On ne peut donc demander grace pour elle qu'à titre de nouveau remede, contre lequel il seroit, dit-on, aussi peu sage de se soulever, qu'il le fut à la Faculté de Medecine de Paris de s'opposer à l'*Emetique* & au *Quinquina*. Là-dessus l'on fait voir dans les premieres Observations des trente qui composent cette quatriéme partie, la juste défiance de cette sage Compagnie contre les nouveaux remedes, lesquels comme on l'a vû dans la querelle de la *Transfusion*, qui a surpris dans son temps l'approbation de grands hommes, sont si capables de faire illusion à de beaux esprits. Au surplus cette operation est contestée dans ses succez, mal entenduë ou grossiere dans ses manieres, qui ne sont encore que de foibles ébauches. On l'examine en parallele avec les *Vesuatoires*, les *Setons* & les *Scarifications*, & en même temps on en découvre les seductions, & le faux des raisonnemens avancez en sa faveur dans les Observations 7. & 8. l'on y ajoûte les dangers de prévenir les mouvemens de la nature, ou de remuer les humeurs sans son aveu, au moyen de cette operation; supposé cependant qu'elle fût aussi efficace qu'on l'assure pour donner la petite Vérole. Car l'on rapporte au long de justes raisons de doute qu'elle puisse produire d'autre petite Verole que celle qui seroit venuë à l'*inoculé*. L'on trouve dans les Observations 10, & 11. des reflexions qui seroient ici trop longues, après lesquelles on represente les dangers d'insinuer une matiere putride dans le sang ; & ces dangers sont tirez des Observations faites par l'*infusion* de certaines liqueurs dans les vaisseaux, Observation 12. suivent les questions, sçavoir si le germe de la petite Verole peut se trouver dans le pus? S'il ne seroit pas plûtôt dans le sang? Observation 10. Si le pus mérite d'être mis en parallele avec une ente, puisqu'on ne voit rien qui puisse en imiter le *méchanisme*. Ici se présentent de nouveaux doutes sur la validité de l'*inoculation*, & l'on touche en passant la question des *infiniments petits*. Observation 11. On vient à l'examen des faits vantez à la gloire de l'*inoculation*, & on les trouve contestez, contredits par les Medecins, blamez par les Theologiens, Observation treizieme. Les raisons d'invalidité de l'*inoculation* sont ici confirmées ; & elle-même convaincuë de mésintelligence avec la nature, dont elle gâte les ouvrages, & en outre atteinte de contrarieté aux vûës & aux loix du Createur, & par consequent aux regles de la Medecine naturelle, c'est qu'elle est contraire à nos temperamens & à nos climats : aussi n'a-t'elle trouvé faveur ni en *Italie*, ni en *France*, quoiqu'en dise la lettre Francoise,

BIBLIOTHEQUE ROYALE

lettre d'ailleurs qui tient moins lieu d'une dissertation de Medecine, que d'une gazette. Les doutes sur la validité de l'*inoculation* reviennent encore, Observation 17. au sujet de l'histoire de la *Scarification malicieuse*, rapportée au long par *Horstius* Praticien celebre, parce qu'en effet elle ressemble de fort près à la prétenduë *inoculation*. A ce sujet on expose les dangers qu'il y a d'inserer une matiere malfaisante ou empoisonnée, ne fût-ce que par la pointe d'une aiguille. On oppose Observation 18. à l'*inoculation*, l'ignorance où sont les *Inoculateurs*, sur la dose & la qualité *active* ou *passive* du pus qu'ils inserent. Après toutes ces remarques il n'est point étonnant que l'*inoculation* ait donnée tant d'allarmes, jusqu'à soulever les Esprits & les Parlements : en consequence l'on doute qu'elle se trouve favorablement accueillie par la Medecine & la Chirurgie Francoise, l'une & l'autre n'étant point accoutumée à croire à la legere. Elles lui demanderont donc ses titres d'origine, d'exercice ou d'apprentissage, & ses certificats d'approbation ; mais se trouvant encore brute, inculte, chargée de soupçons, de reproches & de censures, tous concluëront du moins à en differer l'acceptation. Observation 21. on répond aux prétendus avantages de cette operation, dont on démontre les défauts, les irregularitez ou la fausseté ;

enfin on releve les fades plaisanteries & le pitoyable *Probabilisme* des *Inoculateurs*; dont on fait voir les mauvais raisonnemens: la vanité de leurs promesses est confonduë en faisant comprendre qu'une petite Verole artificielle ne peut être ni plus benigne ni plus efficace que la naturelle, & sur cela on détruit les miserables *Subterfuges* des *Inoculateurs*, Observation 25. Ces Zelateurs des nouveautez demandent les mêmes égards pour l'*inoculation* abondante en Europe, que ceux que l'on y eut pour le *Quinquina* quand il y fut apporté; mais on leur apprend à rendre justice au *Quinquina*, qu'ils ne traitent mal que parce qu'ils le connoissent trop peu, en leur prouvant la justice de la méfiance que merite l'*inoculation*, parce qu'elle arrive décriée, blâmée par les Prédicateurs, suspecte pour les Particuliers, & contagieuses pour les familles: Les Observations 28. & 29. le font voir, parce qu'elle y est montrée malfaisante, criminelle, interessante les consciences; illicite & fletrie par les Theologiens. Sur ce plan on l'avertit, si elle se présente en France, que les Magistrats singulierement attentifs à la sureté des Citoyens, & que la Faculté de Medecine de Paris uniquement occupée de leur santé, ne la recevront à faire ses preuves, qu'autant qu'ils la trouveront moins suspecte & mieux cautionnée.

Permettez-moy, Monſieur, en finiſſant cet Extrait d'ajouter encore un mot ſur ce que vous me faites l'honneur de me dire touchant l'*inoculation*. On m'accuſe, dites-vous, Monſieur, de la condamner trop rigoureuſement, parce qu'enfin, dit-on, il faut ſe prêter aux nouvelles pratiques, puiſque les affaires de la Medecine ne s'avanceront jamais tant que l'on en demeurera aux anciennes connoiſſances, & aux ſeules maximes de la vieille doctrine, & que l'inoculation devient celebre & autoriſée tant par de grands noms de Nations & de Medecins qui la protegent, que par la ſolidité des raiſons phyſiques par leſquelles on la ſoutient ou on la juſtifie.

Là deſſus, Monſieur, j'auray l'honneur de vous dire que je ne me laiſſe toucher en matiere de Medecine pratique, que par des ſuccez ſuivis & par des guériſons réïterées & bien averées, que j'aime à copier d'aprés de grands Praticiens, & ſur leſquels enſuite je me plais à m'inſtruire des raiſonnemens qu'ils font pour ſe rendre compte & au Public de leur pratique, & la faire comprendre conforme aux regles de la nature & aux loix de l'œconomie animale. C'eſt ainſi que deviennent ſupportables en Medecine des *Etiologies* ou des raiſonnemens, fuſſent-ils inexacts & imparfaits; parce qu'en ce cas la verité ſur laquelle ils poſent, couvre tous leurs défauts. Au contraire que des raisonnemens specieux soient habilement ajustez pour prouver que des choses encore incertaines ou non verifiées doivent passer pour vrayes, parce que les raisons séduisantes que l'on en apporte seront en elle-mêmes *geometriquement* vrayes, c'est vouloir en Medecine captiver l'entendement sous des veritez d'emprunt, c'est-à-dire qui ne sont point celles qu'il cherche. Ainsi, Monsieur, se porter à des pratiques nouvelles encore informes, telle qu'est celle de l'*inoculation*, ou les adopter, parce que ceux qui les déffendent sçavent leur donner du brillant, ou leur prêter des couleurs; c'est s'exposer à prendre l'ombre pour le corps, & l'erreur pour la verité. La crainte d'un tel malheur a retardé ma créance sur tous les avantages exagerez en faveur de l'*inoculation*, parce que j'ai voulu me donner le temps de les voir confirmer; cependant j'en ai fait voir les inconveniens, & j'ai opposé raisons à raisons, bien résolu d'ailleurs de les abandonner, dès que des experiences suffisamment réïterées viendroient s'assujettir les Esprits par leur nombre & la force de l'évidence. En cela, Monsieur, serai-je plus blâmable que Messieurs *de Berlin*. (a) Car sans s'inscrire en faux contre tous les faits merveilleux de l'inoculation, ils en font sentir les dangers & en confirment l'incerti-

a Act. Berolin. v. 2. p. 6. 173.

tude, après quoi ils concluënt à suspendre leur approbation. *Ex his in universum invicem bonè pensitatis sponte sequetur conclusio. Fidem adhuc circa novi inventi .... certitudinem suspendendam esse donec tempora elapsura edocuerint eventuum certitudines.* Il me semble, Monsieur, n'avoir rien fait de pis que ces Sçavants ; mais d'aussi habiles guides peuvent être suivis. Continuant donc de penser comme eux, j'entre dans leur décision, fondée sur les malheurs qui sont arrivez & qui arrivent tous les jours à cette operation : *Cur hesitavimus inoculationem variolarum artificialem .. non citiùs adhibere in nostris locis? Nunc nimis serò tentabitur, vestigia enim terrent.* (a) Et tout rigoureux que soit leur jugement, je ne suis tenté de ne m'en point départir. *Sic tandem exspirant experimenta quæ largis encomiis, sed præcocibus extolluntur, quæ magis curiosa sunt quam salutaria.* (b) Ces Messieurs vont même plus loin, ils préviennent la condamnation de cette operation en France. *Meritò Gallia publicè prohibuit hujus experimenti tentationes cum sint fallaces, incerta & pro circumstantiarum ratione funestæ.* (c) Je n'ai point la sotte présomption de me comparer à de si respectables personnages. Aussi n'en ais-je jamais tant dit contre l'inoculation. Je finis, Monsieur, pour ne plus differer davantage à

a Act. Berolin v. 3. p. 30. 1724.

b Ibid.

c Ibid.

vous remercier de vos avis & des attentions obligeantes que vous avez pour un ami, lequel de ſa part vous honore très-parfaitement, en vous aſſeurant de toute la reconnoiſſance & du reſpect avec lequel il a l'honneur d'être,

MONSIEUR,

Votre très-humble & très-
obéïſſant ſerviteur
l'Auteur des Obſervations.

*A Paris ce 24.
Sept. 1624.*

ERRATA.

Page 10. *ligne* 5. meſſioit. *liſez* meſſi page 14. *ligne* 3. retirant. *liſez* tirant. page 21. *ligne* 16. pouriez. *liſez* pourriez. page 23. *ligne* 2. derniers *liſez* premiers. page 25. *ligne* 6. l'irruption *liſez* éruption. page 26. dans la marge Frenid. *liſez* Freind. page 28. *ligne* 26. ſtades, *liſez* ſtaſes. page 29. *ligne* 6. fortement. *liſez* frotement. page 32. dans la marge Mortant. *liſez* Morton. page 36. *ligne* 11. Kermés; le protheé. *liſez* Kermés le prothée. page 37. *ligne* 4. ſonnez. *liſez* donnez. page 40. *ligne* 12. prématuré. *liſez* prématurez. page 46. *ligne* 28. qui ſe. *liſez* qu'ils. page 69. *ligne* 23. interprêter. *liſez* s'interprêter. *ligne* 26. s'animeroit. *liſez* s'aimeroit. page 72. *ligne* 15. contracter. *liſez* contraſter. page 79. *ligne* 16. l'officier. *liſez* l'office.

LIVRES NOUVEAUX

De Medecine qui ſe trouvent chez GUILLAUME CAVELIER Fils, Libraire, ruë Saint Jacques, près la Fontaine ſaint Severin au Lys d'or, à Paris 1725.

BOERHAAVE (Herm.) Aphoriſmi de cognoſcendis & curandis morbis in uſum doctrinæ domeſticæ digeſti. *in* 12. *Pariſ.* 1720.

——*ejuſd.* Libellus de Materie Medica & remediorum formulis quæ ſerviunt Aphoriſmis de cognoſcendis & curandis morbis. *in* 12. *Pariſ.* 1720.

——*ejuſ.* Tractatus de viribus medicamentorum. *in* 12. *Pariſ.* 1723.

Hecquet (Dom.) Novus Medicinæ conſpectus quæ Phiſiologia & Pathologia eſt cum Appendice de Peſte. 2. *vol. in* 12. *Pariſ.* 1722.

——*ejuſd.* De purganda Medicina, ubi detecto evacuantium fuco, *Purgationum* fraudes & imposturæ revelantur. *in* 12. *Pariſ.* 1714.

——du même. *Traité de la Peſte, le danger de Baraques & des Infirmeries forcées, avec un Problême ſur la Peſte,* in 12. Paris 1722.

——*ejus.* Hyppocratis Aphorismi, ad mentem ipsius, Artis usum, & Corporis *mechanismi* rationem expositi. 2. *vol. in* 12. *Paris.* 1724.

——*du même, Observation sur la Saignée du Pied & sur la Purgation au commencement de la petite Verole, & des grandes maladies avec un Traité contre l'inoculation.* in 12. Paris 1724.

Traité des Vertus medicinales de l'Eau commune par Monsieur Smith, *avec le Traité de l'Eau du Docteur* Hancock *traduit de l'Anglois; l'on y a joint les Theses de Messieurs* Hecquet & Geoffroy *sur l'Eau.* in 12. Paris 1725.

Traité complet de Chirurgie, contenant des Observations & des Réflexions sur toutes les maladies chirurgicales, & la maniere de les traiter, par le Sieur de la Motte. 3. vol. in 12. Paris. 1722.

Réflexions critiques sur la Medecine, où l'on examine ce qu'il y a de vrai ou de faux dans les jugemens que l'on porte au sujet de cet Art, par Monsieur le François. 2. *vol. in* 12. *Paris.* 1723.

——*du même Projet de Reformation de la Medecine.* in 12. Paris 1723.

——*du même, Dissertations contre l'usage de soutenir des Theses en Medecine avec un Memoire pour la Reformation de la Medecine de Paris.* in 12. Paris 1720.

L'Anatomie du Corps de l'homme, en abregé, traduit de l'Anglois de Keil, *avec des additions très-considerables par Monsieur* Noguez. in 12. Paris 1723.

Miroir des urines, selon les experiences des plus habiles Medecins anciens & modernes par Dauach de la Riviere. in 12. Paris 1722.

——*du même Traité des Fievres, de leurs causes & differentes, les moyens de les connoitre par les urines, & de les guérir par la vertu des simples*. in 12. Paris 1598.

Keil (Jo.) Introductiones ad veram Physicam & veram Astronomiam quibus accedunt trigonomeria, studio Gravesando. 4°. *fig. Lug. Ba.* 1725.

Vercelloni (*Jac.*) de pudendorum morbis & Lute venerea. 8. *Lug. Ba.* 1722.

Barchausen (*Jo. Cour*) Collectanea Practicæ Medicinæ generalis. *in* 8. *Amst.* 1715.

Bauhini (Gasparis,) Pinax, Theatri, Botannici cum Prodromo. 4°. *cum fig. Basilea* 1671.

Nouvelle maniere de faire l'operatio[illegible] la Taille, traduit de l'Anglois de Do[illegible]. in 12. fig. Paris 1724.

Bernet (Go.) Exercitatio Phisico-Medica de efficacia & usu aëris mechanicori. in Corpore humano. *in* 8. *Amst.* 1723.

Art de conserver la santé des Princes & des Personnes du premier Rang, avec les avan-

tages de la vie sobre de Cornaro. in 12. *Leyde.* 1724.

Allen (*Jo.*) Synopsis universae Medicinae. *in* 8. *Amst.* 1723.

Petit *Traité des maladies des os*. 2. vol. in 12. fig. Paris 1723.

Drelincurtius. (Carol.) Differt. Anat. Practica. de licnosis. *in* 8. *Lug. Bat.* 1711.

Fraundorffere (Phil.) Tabula Smaragdina Medica Pharmaceutica. *in* 12. *Norimbergæ* 1713.

Freind (*Jo.*) Comment. de Febribus ad Hippocratem de febribus & morbis popularibus. *in* 8. *Amst.* 1717.

——*ejusd.* Operationes chimicæ Oxonii habitæ. 8. *Amst.* 1718.

Glauberi (Jo.) Miraculum mundi. *in* 8. *Amst.* 1653.

Guillielmini (Dom.) Opera omnia, Mash. hidr. Med. Physica; accessit. vita autoris à Jo. Bapt. Morgagni. 2. *vol.* 4. *cum fig. Genevæ.* 1719.

Hoffmanni (Jo. Maur.) Acta laboratorii [illegible]ici fundamenta chimiæ operationes præcipuas &c. 4°. *Norimbergæ* 1719.

Hovius (Jacq.) Tractatus de circulari humorum Motu in oculis 8. *cum fig. Lug. Bat.* 1716.

Hunauld, *ses entretiens sur la Rage avec les Remedes.* in 12. Chateaugonher 1714.

Clerici (Daniel) Historia latorum lumbricorum

bricorum intra hominem & Animalia nascentium 4°. *c. fig. Genevæ* 1715.
Ephemeridum Medico-Physicarum Germanicarum Acad. Nat. cusorum. 4°. 30. *vol. cum fig. Complet.*

Jantkii (Jo. Jac.) Selectus materiæ Medicæ Tabulis L X V. seu Thesaurus Ludovicianus recensitus cum notis & dosibus illustratus. *in* 12. *Norimbergæ* 1720.

Juncken (Jo.) Conspectus Medicinæ Theoretico Practicæ Tabulis 137. omnes primarios morbos methodo Stahliana tractados. 2a. Edit. Aucta 1724. 4°. *Holæ.*

Lancisii (Jo.) Opera quæ hactenus prodierunt omnia collegit Assaltus. 2. *vol.* 4°. *cum fig. Genevæ* 1718.

Langii (Christ.) Opera omnia. Medico Practica curante Rinino. 3. *vol. fol. Lipsiæ* 1704.

Leeuwenhoeck (Ant.) Arcana naturæ detecta Beneficio microscopiorum cum Epistolis ad Regiam Societatem Londinensem. 4. *vol. in* 4. *cum fig. Lug. Bat.* 1722.

Lochneri (Mich.) de Ananasa, sive nuce Pinea indica. 4° *fig. Norimbergæ* 1717.

Manget (Jo. Jac.) Bibliotheca Anatomica. *fol.* 2. *vol. cum fig. Genevæ* 1699.

——*ejus.* Bibliotheca Chirurgica. *fol.* 4. *vol. cum fig. Genevæ* 1721.

——*ejusd.* Bibliotheca Chimica curiosa *.f.* 2.

K

- *vol. cum fig. Geneva* 1702.

—*ejusd.* Bibliotheca Pharmaceutico-Medica. *fol.* 2. *vol. fig. Geneva* 1702.

—*ejus.* Theatrum Anatomicum cum Eustachii Tabulis Anat. *fol.* 3. *vol. Geneva* 1716.

—du même *Traité de la Peste receuilli des meilleurs. Auteurs* 2. vol. in 12. Geneve 1721.

Michelotti (Petr.) de separatione Fluidorum in corpore Animali, accessit Bernoulli de motu Musculorum. 4°. Venetiis 1721.

Morgagni (Jo. Bap.) Adversaria Anatomica omnia. 6. *vol.* 4°. *cum fig.* L*ug. Bat.* 1723.

Morison (Rob.) Plantarum & Herbarum unius. Oxoniensis per Tabulas affinitatis & cognationis distributio nova. *fol.* 3. *vol. cum fig. Oxonii* 1715.

Muys (Gul) Observationes de salis Ammoniaci ad Febres inter mittentes usu 4°. *Franekrea* 1716.

Municks (Jo.) Chirurgia ad Praxin hodiernam. 4°. *Amst.* 1715.

Musitani Opera omnia, seu Trutina Med. Chirugica. Pharm. Chimica. 2a. Editio aucta. *fol.* 2. *vol. Geneva* 1716.

Nucleus Belgicus mat. Medicæ in quo desscribuntur medicamenta simplicia & alimenta usualia cum venenis accurrentibus. 8. *Bruxellis.* 1719.

Pharmacopea Bateana *in* 12. *Lugduni* 1704.

——*ejusd.* Extemporanea. Fuller 8. *Amst.* 1717.

Pittcarni. (Archibaldi) Opuscula Medica varia nova Editio aucta 4. *Rotterod.* 1714.

Pontedera (Jul.) Compendium Tabularum Botanicarum in quo Plantæ CCLXXII. in Italia detectæ. 4°. *Patavii* 1718.

——*ejusd.* Anthologia sive de floris naturæ plurimis inventis, observationibusque ac tabulis Aereis ornati. 4°. *cum fig. Patavii* 1720.

Poterii (Petr.) Opera Pract. chymica cum annotationibus Frid. Hoffman. 4°. *Francofurti* 1698.

Rodber (Henr.) de nova methodo curandi Fistulas lacrymales 4°. *Aldorf.* 1716.

Rudbeck (Olas.) Dissertatio de fundamentali Plantarum notitia ritè acquirendo 12. *Aug. vuid.* 1691.

Ruysch (Henr.) Theatrum universale omnium Animalium, cum enumeratione morborum quibus Medicamina ex his Animalibus potiuntur. fol. 2. *vol. cum fig. Amst.* 1718.

Ruysch (Frid.) Adversariorum Anat. Med. Chirurgicarum Decades, tres in 4°. *fig. Amst.* 1717. ad 1723.

Schurigii (Mart.) de Saliva humana natura

& uſus, ſimulque morſus Brutorum & Hominis rabies &c. 4°. *Dreſdæ* 1723.

Stahl (Georg. Erneſt) Fundamenta Chimiæ dogmaticæ & experimentalis. 4°. *Norimbergæ* 1723.

Saudris (Jacq.) de Sanguinis ſtatu naturali & pernaturali, & ejuſd. ractatus de ventriculo & Emeticis. 8. *Francofurti* 1712.

SSchelhamer (Chriſt.) de methodo curandi Fiebres. 4. *Jenæ* 1693.

Theſaurus ſecretorum curioſorum circa Medicinæ & Chymiæ Artem &c. 4°. *Genevæ* 1709.

Teichmejeri (Henr.) Inſtitutiones Mecæ Forenſes in quibus materiæ civiles criminales ſecundùm principia Medicorum decidendæ 4°. *Jenæ* 1723.

BIBLIOTHECA REG

www.ingramcontent.com/pod-product-compliance
Ingram Content Group UK Ltd.
Pitfield, Milton Keynes, MK11 3LW, UK
UKHW021309190726
13839UKWH00007B/567

9 782329 541846